Korukonda Vijaya Sridevi
R. Punithavathy
SRDS Manikanta N.

Aconselhamento dietético

AF536749

Korukonda Vijaya Sridevi
R. Punithavathy
SRDS Manikanta N.

Aconselhamento dietético

Sorrisos nutritivos: Promover hábitos alimentares saudáveis para dentes fortes

ScienciaScripts

Imprint
Any brand names and product names mentioned in this book are subject to trademark, brand or patent protection and are trademarks or registered trademarks of their respective holders. The use of brand names, product names, common names, trade names, product descriptions etc. even without a particular marking in this work is in no way to be construed to mean that such names may be regarded as unrestricted in respect of trademark and brand protection legislation and could thus be used by anyone.

Cover image: www.ingimage.com

This book is a translation from the original published under ISBN 978-620-8-41720-8.

Publisher:
Sciencia Scripts
is a trademark of
Dodo Books Indian Ocean Ltd. and OmniScriptum S.R.L publishing group

120 High Road, East Finchley, London, N2 9ED, United Kingdom
Str. Armeneasca 28/1, office 1, Chisinau MD-2012, Republic of Moldova, Europe
Managing Directors: Ieva Konstantinova, Victoria Ursu
info@omniscriptum.com

Printed at: see last page
ISBN: 978-620-8-55758-4

Copyright © Korukonda Vijaya Sridevi, R. Punithavathy, SRDS Manikanta N.
Copyright © 2025 Dodo Books Indian Ocean Ltd. and OmniScriptum S.R.L publishing group

Índice

Introdução

As escolhas alimentares influenciam a saúde tanto de forma positiva como negativa. As escolhas que as pessoas fazem todos os dias afectam não só a sua saúde física, mas também o seu bem-estar geral. Os alimentos fornecem nutrientes - substâncias que apoiam o crescimento, a manutenção e a reparação de problemas do corpo. Uma boa nutrição é o processo através do qual os seres vivos utilizam os alimentos para obter nutrientes para energia, crescimento, desenvolvimento e manutenção[1].

A dieta é o alimento que satisfaz as necessidades nutricionais e o aconselhamento dietético ajuda a introduzir mudanças produtivas no comportamento alimentar.

Um pré-requisito básico para a realização de mudanças na dieta é o conselho de que o paciente, e não o conselheiro, tem a responsabilidade de fazer a mudança. O conselheiro deve explicar francamente a necessidade de cooperação total e de um esforço sincero por parte do paciente para modificar a dieta, e o paciente deve concordar.

Os requisitos mínimos para um serviço de aconselhamento dietético bem sucedido incluem o envolvimento ativo do doente no planeamento, implementação e avaliação da dieta antes e depois do aconselhamento e a insistência numa série de visitas de acompanhamento para adaptar a dieta às necessidades e gostos do doente e para evitar, se possível, os desgostos sem prejudicar o estado de saúde dentária e oral.

Um simples rastreio inicial que mostre uma ingestão alimentar típica de 24 horas pode revelar possíveis inadequações alimentares, excessos, ou ambos, que podem exercer uma influência negativa na saúde dentária de um indivíduo - uma potencial dieta cariogénica. O aconselhamento dietético envolve dar conselhos sobre a seleção de alimentos com base nas razões do indivíduo para gostar ou não gostar de certos alimentos. O aconselhamento requer a obtenção de informações sobre o porquê, onde, quando e que alimentos específicos (por exemplo, doces) são consumidos, com que frequência e que sentimentos são experimentados.[2]

Os nutrientes são substâncias bioquímicas que só podem ser fornecidas em quantidades adequadas a partir de uma fonte externa, geralmente de alimentos.

A nutrição é uma ciência relativamente nova, ainda em processo de evolução. Os factores psicológicos, como a preferência pelo sabor, e os factores sociais, como o hábito, a herança étnica, a tradição e os valores que entram nas decisões frequentes relativas às escolhas alimentares, são aspectos essenciais da nutrição.[3]

Como um corpo de conhecimento, a dietética e a nutrição expandiram-se para ter impacto em muitos segmentos de cuidados de saúde. A saúde oral e a nutrição têm uma relação bidirecional sinérgica. Dados científicos e epidemiológicos mostram uma sinergia ao longo da vida entre a alimentação e a integridade da cavidade oral na saúde e na doença. As doenças sistémicas agudas, crónicas e terminais com manifestações orais têm impacto na capacidade funcional de comer, na dieta e no estado nutricional. Estudos de investigação têm demonstrado a importância da dieta no desenvolvimento, manutenção e reparação dos tecidos orais.[4]

A subnutrição pode afetar o desenvolvimento da cavidade oral e a progressão das doenças orais através da alteração da homeostasia dos tecidos, da redução da resistência aos biofilmes microbianos e da redução da capacidade de reparação dos tecidos. A subnutrição aumenta as doenças das mucosas e periodontais e é um fator que contribui para o Noma, que pode ser fatal. Está também associada a defeitos de desenvolvimento do esmalte, que aumentam a suscetibilidade à cárie dentária. Provas convincentes de estudos experimentais, animais, de observação humana e de intervenção humana mostram que os açúcares são o principal fator alimentar associado à cárie dentária.

Considera-se que a erosão dentária está a aumentar. As provas sugerem que os refrigerantes, uma fonte significativa de ácidos na dieta dos países desenvolvidos, são um importante fator causal. O envolvimento da nutrição na doença periodontal não é claro; no entanto, o principal agente de iniciativa é a acumulação de placa bacteriana à volta dos dentes e da gengiva. Assim, indiretamente, a nutrição pode alterar o desenvolvimento, a resistência e a reparação do periodonto, afectando, em última análise, a gravidade e a extensão da doença.[5]

O relatório dos cirurgiões-gerais "oral health in America" e o "national call to action to promote oral health" destacam o papel da dieta e da nutrição como principais factores ambientais multifactoriais na etiologia e patogénese das doenças e perturbações craniofaciais.

Definições

DIETA

O termo dieta refere-se "aos alimentos que são levados à boca". Uma dieta adequada satisfaz todos os requisitos ou necessidades nutricionais de um indivíduo e proporciona um certo grau de proteção durante períodos de condições acrescidas, tais como doença ou stress extremo.[7] Uma dieta pode ser definida "como o tipo de alimentos de que uma pessoa ou grupo vive". Em nutrição, a dieta é a soma dos alimentos consumidos por uma pessoa. Os hábitos alimentares são as decisões habituais que um indivíduo ou uma cultura tomam quando escolhem os alimentos a consumir.[8]

Dieta - "os alimentos que uma pessoa come mais frequentemente; alimentos considerados em termos das suas qualidades e efeitos na saúde, uma seleção particular de alimentos, geralmente prescritos para curar uma doença ou para ganhar ou perder peso".

Nizel (1989) Ingestão oral total de uma substância que fornece nutrição e abastecimento.

FDI (1994) A dieta é definida como os tipos e a quantidade de alimentos ingeridos diariamente por um indivíduo.

NUTRIÇÃO

A nutrição é uma ciência relativamente nova, ainda em processo de evolução. Os factores psicológicos, como a preferência pelo sabor, e os factores sociais, como o hábito, a herança étnica, a tradição e os valores que entram nas decisões frequentes relativas às escolhas alimentares, são aspectos essenciais da nutrição. A nutrição pode ser definida como "a ciência da alimentação e a sua relação com a saúde. Preocupa-se principalmente com o papel desempenhado pelos nutrientes no crescimento, desenvolvimento e manutenção do corpo". A palavra nutriente ou "fator alimentar" é utilizada para designar constituintes dietéticos específicos, como as proteínas, as vitaminas e os minerais.

A nutrição também é definida como "o processo pelo qual os seres vivos utilizam os alimentos para obter nutrientes para a energia, o crescimento e o desenvolvimento, bem como para a manutenção". Os nutrientes são substâncias bioquímicas que só podem ser fornecidas em quantidades adequadas a partir de uma fonte externa, geralmente a partir dos alimentos.[7] A nutrição descreve "o processo pelo qual os organelos celulares, as células, os tecidos, os sistemas de órgãos e o organismo no seu todo obtêm e utilizam as substâncias necessárias obtidas a partir dos alimentos (nutrientes) para manter a integridade estrutural e funcional". [8]

Nizel (1989) A ciência que se ocupa do estudo dos nutrientes e dos alimentos e dos seus efeitos sobre a natureza e a função do organismo em diferentes condições de idade, saúde e doença.

FDI (1994) A nutrição é definida como a soma dos processos pelos quais um indivíduo ingere e utiliza os alimentos.

OMS (1971) A ciência da alimentação e a sua relação com a saúde. Preocupa-se principalmente com o papel desempenhado pelos nutrientes no crescimento, desenvolvimento e manutenção do organismo.

DIETA EQUILIBRADA

Chauliae (1984) O regime alimentar que contém uma variedade de alimentos em quantidades e proporções tais que as necessidades de energia, aminoácidos, vitaminas, gorduras e hidratos de carbono e outros nutrientes são satisfeitas de forma adequada para manter a saúde, a vitalidade e o bem-estar geral, e que permite também uma alimentação para períodos curtos de magreza.

Stewart One fornece cada nutriente na quantidade necessária (nem deficiente nem em excesso) para manter uma saúde óptima.

ACONSELHAMENTO DIETÉTICO

Witteman (1980) definiu o aconselhamento dietético como o envolvimento entre dois participantes dispostos a encontrar-se para considerar um problema, questão ou situação colocada pelo dentista ou pelo doente. Trata-se de um encontro cara a cara que tem lugar na privacidade e numa atmosfera amigável e sem tensão.

Burnard (1992) define o aconselhamento como o meio através do qual uma pessoa ajuda outra a clarificar a sua situação de vida e a decidir sobre novas linhas de ação.

Robinson (1997) o aconselhamento dietético envolve uma interação constante entre o conselheiro e os clientes/pacientes sobre dietas terapêuticas para produzir uma mudança no comportamento alimentar. Destina-se igualmente a pessoas saudáveis que também podem beneficiar de alterações na ingestão e nos hábitos alimentares para uma saúde preventiva, de modo a reduzir o risco de desenvolver doenças crónicas.

British Dietic Association (1994) Os nutricionistas utilizam os seus conhecimentos de ciências nutricionais, médicas e sociais para definir padrões alimentares adequados e as suas capacidades de comunicação para informar e educar os outros.

O aconselhamento dietético é uma parte integrante da orientação antecipada durante a consulta de saúde oral do bebé. À semelhança das instruções dietéticas para crianças de todas as idades, a ênfase principal é colocada na frequência de ingestão de açúcar. No entanto, existem outras questões dietéticas específicas dos bebés que também podem ser abordadas durante a consulta de saúde oral do bebé. A Academia Americana de Odontopediatria recomenda que os odontopediatras forneçam aconselhamento dietético em conjugação com outros serviços preventivos

Metas e objectivos

OBJECTIVOS DIETÉTICOS

Todos os países devem desenvolver uma política nacional de nutrição e alimentação que estabeleça "objectivos dietéticos" a atingir. Os objectivos dietéticos ("regime alimentar prudente") recomendados pelos vários comités de peritos da OMS são os seguintes

- A gordura alimentar deve ser limitada a cerca de 15-30% da ingestão diária total.
- As gorduras saturadas não devem contribuir com mais de 10 por cento da ingestão total de energia. Os óleos vegetais insaturados devem ser substituídos pelas restantes necessidades de gorduras.
- Deve ser evitado o consumo excessivo de hidratos de carbono refinados; deve ser ingerida alguma quantidade de hidratos de carbono ricos em fibras naturais.
- As fontes ricas em energia, como as gorduras e o álcool, devem ser restringidas.
- O consumo de sal deve ser reduzido para uma média não superior a 5 g por dia; (o consumo de sal é maior nos países tropicais. Na Índia, a média é de 15 g por dia).
- As proteínas devem representar cerca de 10 a 15% da ingestão diária.
- Deve reduzir-se a ingestão de alimentos de plástico, como colas, ketchups e outros alimentos que fornecem calorias vazias. Pode haver condições em que as recomendações acima referidas para a ingestão diária de alimentos não se apliquem. Por exemplo, a dieta deve ser adaptada às necessidades especiais do crescimento, gravidez, lactação, atividade física e perturbações médicas (por exemplo, diabetes).

OBJECTIVOS

- Rastrear os distúrbios orais relacionados com a alimentação corrigidos e promover bons hábitos alimentares que previnam a doença.
- As modificações dos hábitos alimentares, nomeadamente a ingestão de alimentos que contêm sacarose em quantidades e circunstâncias que promovem a formação de cáries.
- Fornecer calorias adequadas para atingir um peso razoável para os adultos, assegurar taxas normais de crescimento e desenvolvimento para crianças e adolescentes e satisfazer as necessidades metabólicas acrescidas durante a gravidez e o aleitamento ou a recuperação de doenças catabólicas. O peso razoável para adultos é definido tendo em conta o historial de peso e é um peso que tanto o indivíduo como o profissional de saúde determinam ser atingível e que pode ser mantido a longo prazo.
- Atingir níveis ideais de lipídios. As orientações fornecidas pelo National Cholesterol Education Program podem ser seguidas para manter níveis óptimos de lípidos no sangue (colesterol total, lipoproteínas de baixa densidade [LDL], lipoproteínas de alta densidade [HDL] e triglicéridos). A intervenção nutricional desempenha um papel importante na obtenção dos níveis recomendados de lípidos através da manutenção de uma dieta pobre em gorduras.
- Assegurar que a dieta contém quantidades adequadas ou razoáveis de proteínas, hidratos de carbono, gorduras, vitaminas e minerais.
- Prevenir, atrasar ou tratar os factores de risco e as complicações relacionadas com

a nutrição.

- Melhorar a saúde geral através de uma nutrição óptima.

Classes de nutrientes

Uma substância química obtida a partir dos alimentos e necessária ao organismo para o crescimento, manutenção ou reparação dos tecidos. Muitos nutrientes são considerados essenciais. O corpo não os pode produzir; têm de ser obtidos a partir dos alimentos. Os nutrientes são substâncias que fornecem elementos essenciais ao organismo. Estes nutrientes são necessários para:

1. Crescimento, manutenção e reparação dos tecidos.
2. Requisitos energéticos.
3. Regulação dos processos corporais.
4. Manter um ambiente interno constante. Sabe-se que mais de 40 nutrientes diferentes são necessários para uma boa saúde. Embora todos os nutrientes sejam importantes, alguns desempenham um papel mais importante do que outros.[9] Aqueles que desempenham um papel mais importante são conhecidos como nutrientes-chave. Estes nutrientes, que são de maior importância, incluem hidratos de carbono, proteínas, gorduras, água, vitaminas e minerais.

Caraterísticas gerais dos principais nutrientes:

- Os nutrientes trabalham em conjunto num intrincado equilíbrio metabólico.
- A carência de um nutriente pode interferir com a capacidade do organismo para utilizar outros nutrientes. Um fornecimento extra de um nutriente não pode compensar a carência de outro nutriente.
- Os melhores resultados nutricionais não resultam da concentração num simples nutriente, excluindo outros nutrientes.

- Todos os nutrientes essenciais necessários para uma boa saúde estão disponíveis através de uma dieta bem equilibrada.

MACRONUTRIENTES:

Os macronutrientes são nutrientes que fornecem calorias ou energia. Os nutrientes são substâncias necessárias para o crescimento, o metabolismo e outras funções do organismo. Uma vez que -macro significa grande, os macronutrientes são nutrientes necessários em grandes quantidades. Três classes importantes de macronutrientes são as proteínas, os hidratos de carbono e os lípidos (gorduras e compostos relacionados).[10] Embora cada um destes macronutrientes forneça calorias, a quantidade de calorias que cada um fornece varia.

- Os hidratos de carbono fornecem quatro calorias por grama.
- As proteínas fornecem quatro calorias por grama.
- A gordura fornece nove calorias por grama.

MICRONUTRIENTES

São as vitaminas e os minerais. São chamados micronutrientes porque são necessários em pequenas quantidades, que podem variar de um micrograma a vários gramas. As vitaminas e os minerais não fornecem energia, mas desempenham um papel importante na regulação da atividade metabólica do organismo e ajudam na utilização de proteínas, gorduras e hidratos de carbono. Os minerais são também utilizados para a formação da estrutura do corpo e do esqueleto.[11]

CARBOIDRATOS

O terceiro componente principal dos alimentos é um hidrato de carbono que é a fonte de energia primária, fornecendo quatro kcal por grama. Os hidratos de carbono são também essenciais para a oxidação das gorduras e para a síntese de certos aminoácidos não essenciais. Estas são as fontes primárias de hidratos de carbono: o amido, o açúcar e a celulose. O amido é essencial para a alimentação humana. Encontra-se em abundância nos cereais, raízes e tubérculos. [22]

Os açúcares compreendem monossacarídeos - glucose, frutose e galactose. Dissacáridos - sacarose, lactose e maltose. Estes açúcares livres são altamente solúveis em água e facilmente assimiláveis. Os açúcares livres, juntamente com os amidos, constituem uma fonte crucial de energia. A celulose, que é o componente indigesto dos hidratos de carbono, com um valor nutricional quase nulo, contribui para a fibra alimentar.

Fontes: Os hidratos de carbono são fornecidos pelos seguintes grupos de alimentos: leite, cereais, frutos e legumes. Os únicos alimentos de origem animal que fornecem quantidades significativas de hidratos de carbono são o leite e os produtos lácteos, que fornecem o dissacárido lactose. Os outros açúcares são fornecidos pelo açúcar de mesa, xaropes, geleias, compotas e mel. Apenas cerca de 25% do açúcar que consumimos é adicionado aos alimentos em casa e nas instituições. Cerca de 18% da ingestão calórica provém de frutos e legumes naturais. Os açúcares, principalmente a glucose e a frutose, são fornecidos nos frutos e legumes em quantidades variáveis, dependendo da sua maturidade e do seu teor de água. Os hidratos de carbono complexos ou amidos são fornecidos pelos produtos de cereais (trigo, milho, arroz, aveia, centeio, cevada, trigo sarraceno e painço).

O pão integral e os cereais fornecem fibras alimentares, especialmente hemicelulose e celulose. A celulose encontra-se principalmente nos caules, raízes, folhas e sementes que cobrem as plantas; os frutos com casca e os legumes de folha são boas fontes. As leguminosas ou feijões secos e ervilhas são excelentes fontes de hidratos de carbono complexos. A pectina fornecida pelos frutos e legumes é uma fonte importante de fibra alimentar viscosa.[22]

Funções-

1. Energia
2. Armazenamento de gorduras
3. Metabolismo normal das gorduras.
4. Conversão noutros hidratos de carbono.
5. Conversão em aminoácidos: O fígado pode utilizar a parte da estrutura carbónica da molécula de açúcar e a parte da molécula de proteína contribuída pela degradação de um aminoácido para produzir aminoácidos não essenciais.
6. As proteínas poupam - Os hidratos de carbono, ao fornecerem energia na dieta, poupam proteínas. Se a ingestão de hidratos de carbono for adequada, as proteínas podem ser utilizadas para construir e reparar os tecidos.
7. Bactérias intestinais - A fibra alimentar permanece no trato gastrointestinal durante mais tempo do que outros nutrientes. As fibras não digeríveis, como a lenhina, a celulose e a hemicelulose, podem ser fermentadas pela microflora do intestino grosso. Isto estimula o crescimento de bactérias que sintetizam certas vitaminas (algumas do complexo B e K).
8. Motilidade gastrointestinal - As fibras dietéticas e certas fibras funcionais, particularmente as que são pouco fermentadas, melhoram o volume fecal e a laxação. Estas fibras no cólon aumentam o volume das fezes, exercitando os músculos do trato

digestivo ao aumentar o raio do cólon e evitando que o músculo fique cronicamente contraído. **Estados de hiper e hipo** As condições fisiológicas normais e os estados de doença afectam o metabolismo dos hidratos de carbono, o que se reflecte nos níveis de glicose no soro. Um nível de glucose no sangue superior a 120mg/dl é conhecido como hiperglicemia. Um nível de glucose no sangue inferior a 70mg/dl é designado por hipoglicemia.

Excesso de hidratos de carbono:

A preponderância das provas baseadas na literatura científica indica que o consumo de açúcar em níveis típicos não contribui diretamente para quaisquer problemas crónicos de saúde ou de comportamento, a menos que o consumo excessivo de açúcar resulte num desequilíbrio energético e num aumento de peso. O nível recomendado pela OMS de 10% do total de quilocalorias é contraditório com as recomendações de 2002 das DRI (menos de 25% do total de quilocalorias).

Carência de hidratos de carbono:

Os hidratos de carbono complexos são eliminados num esforço para perder peso. Isto pode resultar numa ingestão insuficiente de vitaminas B, ferro e fibras. As vitaminas e os minerais são necessários para que o organismo utilize o açúcar, mas estes nutrientes não precisam de estar presentes nos mesmos alimentos. Só quando o consumo de açúcar interfere ou substitui uma ingestão equilibrada é que não se torna inadequado. A fortificação dos alimentos tem um efeito positivo na densidade nutricional da dieta maior do que o efeito negativo dos açúcares adicionados. A densidade nutricional é a quantidade de um nutriente específico de um alimento relativamente ao número de quilocalorias que este fornece.

Efeito na saúde oral:

Durante muitos anos, a sacarose, a forma de açúcar mais frequentemente consumida, foi considerada o arqui-criminoso na formação de cáries dentárias. A sacarose e outros hidratos de carbono têm propriedades bioquímicas invulgares que promovem o crescimento bacteriano. A presença de sacarose e de outros hidratos de carbono na boca aumenta o volume e a taxa de formação da placa bacteriana.

A ADA recomendou que os hidratos de carbono fermentáveis habitualmente consumidos com frequência ou repetidamente (pastilhas para mastigar, rebuçados para a tosse, pastilhas para o hálito) sejam substituídos por produtos que contenham edulcorantes não cariogénicos. Apesar da diferença no teor de açúcar das bebidas carbonatadas, bebidas de fruta e sumos (cerca de 10%) e bebidas desportivas (cerca de 4,4% de açúcares), todos parecem ter um potencial cariogénico semelhante. A erosão dentária ocorre quando o dente é repetidamente exposto a alimentos ou líquidos ácidos. A erosão do esmalte também pode ocorrer com os refrigerantes dietéticos. O esmalte dissolve-se gradualmente e a camada exterior é removida com a exposição frequente a líquidos ácidos.

PROTEÍNAS

As proteínas são estruturas moleculares muito grandes que contêm os elementos carbono, hidrogénio, oxigénio, azoto e, por vezes, enxofre e fósforo. Os aminoácidos são os blocos básicos de construção das proteínas. Os milhares de milhões de proteínas associadas à vida são todas feitas a partir de combinações de 20 aminoácidos diferentes. A caraterística distintiva dos aminoácidos é o grupo amina, que é a fonte de azoto do organismo. O constituinte fundamental da molécula de proteína, chamado grupo radical, é a parte da estrutura que varia para formar 22 aminoácidos diferentes. Os aminoácidos combinam-se para formar cadeias longas. Dois aminoácidos juntos formam um dipeptídeo. Vários aminoácidos formam um polipéptido. As proteínas dos alimentos e do corpo contêm polipéptidos. O número de aminoácidos nas proteínas varia muito (de 100 a 300), mas cada proteína tem um número específico.[2]

Classificação

Uma classificação fundamental dos aminoácidos é o facto de serem essenciais ou não essenciais. Os aminoácidos essenciais são necessários na dieta. Os aminoácidos não essenciais são necessários para o organismo, mas como podem ser produzidos a partir dos EAA, não são necessários na dieta. Exemplos de aminoácidos essenciais são a treonina, o triptofano, a valina, a leucina, a isoleucina, a fenilalanina, a histidina, a lisina e a metionina. Exemplos de aminoácidos não essenciais - glicina, alanina, serina, tirosina, prolina, cisteína, arginina, ácido aspártico e ácido glutâmico.

Food groups	Protein content g/kg
Cereals and millets	6 -14
Pulses (legumes) dry	18 – 24
Oilseeds and nuts	18 – 40
Meat, fish and liver	18 -20
Eggs	12 – 14
Milk(fresh)/100ml	3.5 – 4.0
Milk,(whole) powder	26 – 28
Milk,(skimmed)powder	33 - 38
Vegetables(fresh)	
Leafy	1 – 4
Roots and tubers	1 – 1.5
Other vegetables	1 - 7

Fontes - Os grupos alimentares da carne e do leite fornecem a maior parte das proteínas. A soja é uma boa fonte de proteínas que tem outros benefícios para a saúde. O aumento da ingestão de produtos à base de cereais fez aumentar a ingestão de proteínas.[24]

Consumo excessivo e problemas de saúde

A ingestão excessiva de proteínas pode contribuir para a obesidade, uma vez que qualquer nutriente fornecedor de energia consumido para além das necessidades fisiológicas pode ser convertido em gordura e armazenado. Uma preocupação relativamente à ingestão elevada de proteínas é o seu efeito no equilíbrio do cálcio. As DDRs de cálcio nos Estados Unidos são aproximadamente o dobro das estabelecidas na maioria dos outros países. Quando a proteína é excessiva, pode ocorrer um desequilíbrio de fluidos em todos os grupos etários, mas especialmente nos bebés. O metabolismo de 100 kcal de proteínas requer 350 g de água, em comparação com 50 g de água para quantidades semelhantes de hidratos de carbono ou gorduras. Por conseguinte, as necessidades de água aumentam, bem como os produtos finais do metabolismo das proteínas na corrente sanguínea.

Subconsumo e problemas de saúde

Vários grupos são susceptíveis de sofrer de ingestão insuficiente:

1. Idosos que não conseguem preparar refeições nutritivas ou que não têm inspiração para comer
2. Grupos com baixos rendimentos
3. Vegetarianos estritos
4. As pessoas com falta de educação ou que não estão dispostas a fazer compras de forma sensata

5. Pessoas com doenças crónicas ou hospitalizadas.

O Kwashiorkor desenvolve-se quando as crianças pequenas recebem quilocalorias suficientes mas não recebem proteínas de alta qualidade em quantidade suficiente. Geralmente aparece depois de a criança ter sido desmamada do leite materno. O marasmo ocorre em bebés quando a dieta é deficiente tanto em proteínas como em quilocalorias.

O Kwashiorkor e o Marasmo são problemas de saúde graves que têm sido objeto de grande atenção por parte das Nações Unidas e das Organizações Mundiais de Saúde.[25]

Efeito na saúde oral

JH Meurman et al (2003)[25] realizaram um estudo para determinar se a MEP afecta todo o corpo, incluindo todos os componentes do complexo orofacial. A ocorrência de MEP durante fases críticas do desenvolvimento, incluindo os períodos pré-natal e pós-natal, pode afetar qualquer tecido em desenvolvimento e levar a alterações irreversíveis que afectam os tecidos orais. Por exemplo, durante o desenvolvimento dentário, uma deficiência proteica ligeira a moderada resulta em molares mais pequenos, numa erupção significativamente atrasada e num atraso no desenvolvimento da mandíbula. Além disso, glândulas salivares mais pequenas resultam numa diminuição do fluxo salivar; esta saliva é diferente na sua composição proteica e na sua atividade de amilase e aminopeptidase, comprometendo assim a função imunitária da saliva.

Uma ingestão insuficiente de proteínas provoca um balanço negativo de azoto. Como resultado, os tecidos ficam sem reservas, os níveis de proteínas no sangue baixam e a resistência às infecções, incluindo o periodonto, diminui. Além disso, a capacidade de resistir ao stress de uma lesão ou cirurgia é reduzida e os períodos de recuperação são mais longos.

A PEM (Desnutrição Energética Proteica) pode ser a principal razão para o aumento da incidência de Noma e gengivite ulcerativa necrosante (NUG), que estão associadas a uma resposta imunitária deprimida causada por deficiências nutricionais, stress e infecções. O Noma é um processo gangrenoso grave que se apresenta normalmente como uma pequena úlcera na gengiva que se torna necrótica e se espalha para produzir uma destruição extensa dos lábios, da bochecha e dos tecidos que cobrem a mandíbula

Para além do aumento da taxa de cárie em crianças malnutridas, o pico da experiência de cárie é atrasado em cerca de dois anos. O aumento da taxa de cárie pode estar simplesmente relacionado com o tempo de permanência do dente na cavidade oral. Se o atraso na esfoliação for maior do que o atraso na erupção, o dente fica na boca por um período mais longo e é exposto a bactérias produtoras de cárie por mais tempo. Além disso, o epitélio, o tecido conjuntivo e o osso podem estar pouco desenvolvidos.
Um aumento da solubilidade ácida associado a alterações químicas da superfície exposta do esmalte pode aumentar a suscetibilidade à cárie.

GORDURAS / LÍPIDOS

As gorduras da alimentação devem ser designadas por lípidos. Os lípidos contêm os mesmos três elementos que os hidratos de carbono - carbono, hidrogénio e oxigénio. Os lípidos têm menos oxigénio em proporção ao hidrogénio e ao carbono do que os hidratos de carbono. Devido à sua estrutura, fornecem mais energia por grama do que os hidratos de carbono ou as proteínas.

As duas classes de substâncias insolúveis em água são

1. Lípidos simples ou triglicéridos - encontram-se tanto no corpo como nos alimentos.
2. Lípidos estruturais - produzidos pelo organismo para funções específicas.

O componente estrutural dos lípidos são os ácidos gordos. Os triglicéridos com pelo menos um dos ácidos gordos substituído por hidratos de carbono, fosfatos e compostos azotados são designados por lípidos compostos. Os lípidos alimentares utilizáveis pelo organismo incluem os triglicéridos, os ácidos gordos, os fosfolípidos e o colesterol. As lipoproteínas encontram-se exclusivamente no organismo.

Fontes alimentares: Os produtos de origem animal contribuem com a maior proporção de gordura, embora a sua quota tenha vindo a diminuir. As fontes mais importantes de gorduras saturadas são os grupos da carne e do leite; a manteiga de cacau e os óleos de coco e de palma também são ricos em gorduras saturadas.

As gorduras trans estão presentes na gordura vegetal, na margarina em barra, nos alimentos rápidos fritos, como as batatas fritas e os produtos de pastelaria comercial, e nas sobremesas, como os donuts, as bolachas e os biscoitos. Devido à publicidade desfavorável sobre os efeitos nocivos dos ácidos gordos trans, os produtores de alimentos comerciais estão a desenvolver e a comercializar produtos que contêm menores quantidades.[22]

Função -Energia - as gorduras alimentares são uma fonte concentrada de energia, fornecendo 9kcal/g. Os alimentos ricos em gorduras são designados por "densos em calorias".

Estados de carência de gorduras: Podem ocorrer sintomas clínicos de carência de gorduras, especialmente em doentes com síndromes de má absorção, como a fibrose quística, ou em fases mais avançadas dos estados de carência da SIDA. A deficiência de ácidos gordos essenciais resulta num crescimento deficiente, dermatite, menor resistência a infecções e fraca capacidade reprodutiva.

Um doente com um consumo inadequado de gorduras será magro, terá pele seca e cabelo baço e será sensível a temperaturas frias. Apesar de se ouvir falar muito dos problemas relacionados com o consumo de gorduras, estas têm funções fisiológicas importantes e devem ser fornecidas numa certa quantidade na alimentação.

Efeito na saúde oral

Depaola DP et al (1999) efectuaram um estudo sobre as gorduras alimentares que são essenciais para a saúde oral porque são incorporadas na estrutura dentária. Existem algumas evidências de estudos epidemiológicos e laboratoriais de que as gorduras podem ter um efeito cariostático. Os esquimós, cuja dieta pode conter até 80% de gordura de origem animal e de marisco, têm uma incidência muito baixa de cáries dentárias.[25] As gorduras da dieta têm provavelmente uma influência local e não sistémica, porque as gorduras adicionadas aos alimentos protegem mais os dentes do que os alimentos naturalmente ricos em gordura.

Hipótese do efeito anti-cárie das gorduras

1. Alguns ácidos gordos, nomeadamente o ácido oleico, são factores de crescimento das bactérias do ácido lático, enquanto os estreptococos são inibidos pelo ácido láurico (lauricidina).
2. Os ácidos gordos de cadeia longa podem reduzir a dissolução da hidroxiapatite pelos ácidos.
3. A retenção oral de alimentos é reduzida através do aumento da ingestão de gorduras.
4. As gorduras podem lubrificar a superfície do dente e impedir a penetração do ácido no esmalte.
5. As gorduras podem produzir uma película sobre as partículas alimentares e impedir a digestão parcial das partículas alimentares na boca.
6. As gorduras alimentares atrasam o esvaziamento gástrico, aumentando a absorção de flúor e a concentração de flúor nos tecidos.

Alguns estudos sugerem uma associação entre gengivite causada por bactérias, artérias obstruídas e coágulos sanguíneos. A inflamação serve de base para o desenvolvimento de placas ateroscleróticas arteriais. A investigação está em curso para determinar como estas condições estão associadas.

mas há quem acredite que a gengivite é um fator de risco para a doença coronária.

VITAMINAS

As vitaminas são catalisadores de todas as reacções metabólicas que utilizam proteínas, gorduras e hidratos de carbono para obter energia, crescimento e manutenção celular. Uma vez que apenas pequenas quantidades de estas substâncias químicas obtidas a partir dos alimentos facilitam milhões de processos, podem ser consideradas como milagrosas. Comer gorduras, hidratos de carbono e proteínas sem vitaminas suficientes significa que a energia destes nutrientes não pode ser utilizada. O oposto também é verdadeiro. As vitaminas não fornecem energia e não podem ser utilizadas sem um fornecimento adequado de gorduras, hidratos de carbono, proteínas e mesmo minerais.[27]

Classificação das vitaminas

Com base na solubilidade das vitaminas, é classificada em:

1. Vitaminas lipossolúveis - Vitamina A, Vitamina D, Vitamina E e Vitamina K.
2. Vitaminas hidrossolúveis - Vitamina do complexo B e Vitamina C.

Caraterísticas das vitaminas lipossolúveis - Embora as quatro vitaminas lipossolúveis (A, D, E, K) sejam diferentes em termos de função, utilização e fontes, têm várias caraterísticas semelhantes. São solúveis em gordura ou em solventes gordos, são relativamente estáveis ao calor, como na cozedura. São substâncias orgânicas (contêm carbono), não contêm azoto, são absorvidas nos intestinos e nas gorduras e lípidos dos alimentos e requerem bílis para serem absorvidas. As vitaminas lipossolúveis são diferentes das vitaminas hidrossolúveis principalmente porque podem ser armazenadas quantidades mais significativas no organismo. As vitaminas A e D são conservadas durante longos períodos de tempo; por isso, as carências menores podem não ser identificadas até que tenha ocorrido uma depleção drástica.[28]

Caraterísticas das vitaminas hidrossolúveis - As vitaminas do complexo B e C são todas solúveis em água e também substâncias orgânicas. Ao contrário da vitamina C e das vitaminas lipossolúveis, as vitaminas B também contêm azoto. As vitaminas hidrossolúveis têm papéis vitais como coenzimas, que são necessárias para quase todas as reacções celulares no corpo. A maioria das vitaminas hidrossolúveis é facilmente absorvida no jejuno. Regra geral, concentrações elevadas destas vitaminas resultam numa diminuição da eficiência da absorção. O organismo armazena quantidades muito pequenas de cada uma destas vitaminas;

Por conseguinte, poucas vitaminas hidrossolúveis produzem sintomas tóxicos[29].

VITAMINA- A

A vitamina A (retinol) é um nutriente essencial necessário em pequenas quantidades para o funcionamento normal do sistema visual, crescimento e desenvolvimento, manutenção da integridade celular epitelial, função imunitária e reprodução. Estas necessidades dietéticas de vitamina A são geralmente supridas pelo retinol pré-formado (principalmente como éster de retinilo) e pelos carotenóides pró-vitamina A.[30]

Fontes alimentares: A vitamina A pré-formada encontra-se no leite, queijo, manteiga (por vezes o retinol é adicionado ao leite magro e à margarina), ovos, carne, óleo de fígado de bacalhau, fígado e alimentos enriquecidos (por exemplo, cereais de pequeno-almoço, pão, bolachas). O beta-caroteno ou pró-vitamina A também está presente nos vegetais de folha amarela, laranja e verde (por exemplo, espinafres, nabiças, brócolos)

Funções:

A vitamina A tem muitas funções semelhantes às das hormonas no organismo. Por exemplo, é também necessária para o crescimento e desenvolvimento ósseo médio e facilita a transcrição do ADN em ARN. *Visão,

*Crescimento dos tecidos moles e dos ossos.

*Cancro - a vitamina A e o caroteno têm sido consistentemente associados à prevenção do cancro devido à sua importância para o desenvolvimento e integridade das células.

Deficiência: A ingestão alimentar inadequada é a principal razão para a deficiência de vitamina A. É mais frequente em crianças com menos de um ano de idade. Pode também resultar de má absorção crónica de gorduras. Trata-se de um problema nutricional importante nos países em desenvolvimento. A ingestão inadequada de vitamina A resulta na degeneração das células epiteliais do olho e na cessação da secreção lacrimal. O primeiro sintoma da xeroftalmia é a cegueira nocturna, seguida de manchas xeróticas na conjuntiva, chamadas manchas de Bitot. Isto ocorre não só nas células epiteliais, mas também nos intestinos e nos pulmões.

A queratinização pode também afetar a mucosa oral e os tractos respiratório e gastrointestinal. Nestas áreas, a degenerescência das células epiteliais resulta num risco acrescido de infecções e numa cicatrização retardada ou prejudicada das feridas.[31]

Excesso/toxicidade: Quando presente em concentrações elevadas, a vitamina A não ligada causa danos nas membranas celulares, especialmente nos glóbulos vermelhos e nos lisossomas. Grandes quantidades de suplementos de vitamina A podem exceder a capacidade de armazenamento do fígado. Se isso ocorrer, a vitamina A livre entra na corrente sanguínea e exerce um efeito tóxico nas membranas celulares. Níveis elevados de vitamina A no organismo são chamados de hipervitaminose.

Efeito na saúde oral

Wilma J. Wooten et al, (2004) realizaram um estudo sobre A vitamina A também tem um papel essencial no desenvolvimento dos dentes, especialmente na formação de ameloblastos (no esmalte) e odontoblastos (na dentina). A deficiência de vitamina A durante as fases pré-eruptivas do desenvolvimento dos dentes leva à hipoplasia do esmalte e à formação defeituosa da dentina. A vitamina A também está envolvida no espaçamento normal dos dentes e promove a função dos osteoblastos do osso alveolar. Uma deficiência grave de vitamina A pode resultar em hipoplasia do esmalte e formação defeituosa de dentina nos dentes em desenvolvimento. A hipoplasia do esmalte envolve defeitos na matriz do esmalte e calcificação incompleta do esmalte e da dentina. Os odontoblastos perdem a sua capacidade de se organizarem numa formação linear paralela normal, resultando na degeneração e atrofia dos ameloblastos. A deposição normal de dentina é assim alterada.

VITAMINA D

Embora a vitamina D tenha sido designada como uma vitamina, é mais apropriadamente classificada como uma hormona (um composto segregado por um tipo de célula que controla a função de outro tipo de célula). A vitamina D é necessária para manter níveis sanguíneos normais de cálcio e fosfato, que são necessários para a mineralização normal do osso, contração muscular, condução nervosa e função celular geral em todas as células do corpo. A vitamina D consegue isto depois de se converter na forma ativa 1,25-dihidroxi vitamina D [1,25-(OH)2D] ou calcitriol.

A vitamina D também possui propriedades imunomoduladoras que podem alterar as respostas às infecções in vivo. Estas propriedades de diferenciação celular e imunomoduladoras estão na base da razão pela qual os derivados da vitamina D são atualmente utilizados com sucesso no tratamento da psoríase e de outras doenças da pele.

Fontes alimentares:

- Luz solar
- Alimentos - Uma dieta composta pelas melhores fontes alimentares (não fortificadas) de vitamina D forneceria apenas um pouco mais de 2,5 g por dia. O conteúdo de cálcio e fósforo do leite é benéfico para a absorção e utilização da vitamina.

Necessidades diárias:

O comité de peritos do ICMR sublinha a importância das actividades físicas ao ar livre como meio de atingir um nível adequado de vitamina D num país tropical como a Índia. No entanto, em condições de exposição mínima à luz solar, particularmente em certos grupos urbanos, como as crianças de 1 a 2 anos, é necessária uma recomendação específica de um suplemento diário de 400 UI (10 mcg).

Funções:

Mineralização dos ossos e dos dentes e regulação dos níveis de cálcio e de fósforo no sangue. Funciona com as hormonas paratiroide e tiroide (calcitonina) para regular a absorção intestinal de cálcio e fósforo, melhorar a reabsorção renal de cálcio e fósforo e regular as reservas esqueléticas de cálcio e fósforo. A vitamina D pode também estar envolvida no funcionamento das células envolvidas na homeostasia (formação de glóbulos vermelhos), na pele, na função cardiovascular e na resposta imunitária[32].

Deficiência:

Os sinais de deficiência são normalmente encontrados nas crianças devido ao aumento das necessidades, à diminuição das reservas, à diminuição da exposição ao sol ou à utilização de protetor solar.

Raquitismo: A deficiência de vitamina D leva ao raquitismo, que é normalmente observado em crianças pequenas entre os seis meses e os dois anos de idade. Verifica-se uma redução da calcificação dos ossos em crescimento. A doença é caracterizada por uma falha no crescimento, deformação óssea, hipotonia muscular, tetania e convulsões devido à hipocalcémia. Existe uma concentração elevada de fosfato alcalino no soro. As deformações ósseas incluem pernas curvas, pélvis deformada, peito de pombo, sulco de Harrison, rosário raquítico, cifoescoliose, etc. As etapas do desenvolvimento, como a marcha e a dentição, estão atrasadas.

1. Osteomalácia: Nos adultos, a deficiência de vitamina D pode resultar em osteomalácia, que ocorre principalmente nas mulheres, especialmente durante a gravidez e a lactação, quando as necessidades de vitamina D aumentam. Tanto o raquitismo como a osteomalácia são frequentemente registados na Índia, embora não pareçam constituir um problema de importância para a saúde pública. Em todo o mundo, a sua prevalência diminuiu em resultado de alterações nos costumes sociais (por exemplo, o sistema purdah) e da expansão dos serviços de saúde materno-infantil, que conduziram a melhores cuidados e alimentação dos bebés e crianças.

2. Osteoporose: A osteoporose faz com que os ossos se tornem fracos e frágeis - tão frágeis que uma queda ou até mesmo tensões ligeiras, como dobrar-se ou tossir, podem causar uma fratura. As fracturas relacionadas com a osteoporose ocorrem mais frequentemente na anca, no pulso ou na coluna vertebral. O osso é um tecido vivo que está constantemente a ser decomposto e substituído.

Excesso: A razão mais comum para a toxicidade da vitamina D é a ingestão prolongada de suplementos em excesso ou de óleo de fígado de bacalhau; caso contrário, a toxicidade através da dieta é improvável. Quando os suplementos sintéticos de vitamina D são tomados por via oral em quantidades de miligramas durante um período tão curto como seis semanas, ocorrem sinais de toxicidade. Os efeitos adversos de uma ingestão elevada de vitamina D são a hipercalciúria e a hipercalemia. Náuseas, vómitos, falta de apetite, perda de peso, obstipação e fraqueza são sinais de toxicidade da vitamina D.

Efeito na saúde oral:

Segundo a OMS (1990), no raquitismo, o osso alveolar é afetado tal como os outros ossos do corpo.

Na osteomalácia, as manifestações orais incluem a perda da lâmina dura à volta das raízes dos dentes.

Hipoplasia do esmalte - um pequeno número de pacientes com evidência de raquitismo desenvolve hipoplasia do esmalte como resultado da deficiência de vitamina D. O esmalte não parece enfraquecido, mas a superfície mais áspera pode facilitar a aderência da placa dentária e dos resíduos alimentares. O esmalte não parece estar enfraquecido, mas a superfície mais áspera pode facilitar a aderência da placa dentária e dos resíduos alimentares.[33]

VITAMINA E

Oito compostos diferentes são coletivamente designados por vitamina E, que contém quatro tocoferóis e quatro toco trienóis. A atividade biológica de cada forma varia; o alfa-tocoferol é a forma mais ativa e é melhor utilizada pelo organismo. A vitamina E é o principal antioxidante lipossolúvel do sistema de defesa antioxidante das células e é obtida exclusivamente através da alimentação.

Fontes:

A vitamina E está disponível nos óleos vegetais e na margarina feita a partir deles, nos cereais integrais ou fortificados, no gérmen de trigo, nos frutos secos, nas sementes, nos vegetais de folha verde e em alguns frutos, como maçãs, alperces e pêssegos. A carne, o peixe e as gorduras animais contêm um teor mínimo de vitamina E.

Funções:

1. Protege a integridade das membranas celulares normais e previne eficazmente a hemólise dos glóbulos vermelhos.
2. Protege da oxidação as vitaminas A e C, o beta-caroteno e os ácidos gordos insaturados.
3. A toma de um suplemento de vitamina E melhora a resposta imunitária em indivíduos idosos saudáveis. Este efeito pode ser mediado por um aumento das prostaglandinas, que favorece o crescimento dos glóbulos brancos.
4. Estas funções promoverão a resistência do periodonto à inflamação.

Deficiência e excesso:

A falta de investigação, especialmente no que respeita à utilização a longo prazo, de quantidades excessivas de vitamina E, impede o estabelecimento de níveis tóxicos; a vitamina E é relativamente segura mesmo em quantidades superiores à DDR.

Os problemas musculares e neurológicos são também uma consequência da deficiência de vitamina E humana. Os primeiros sinais de diagnóstico de deficiência incluem a fuga de enzimas musculares como a creatina quinase e a piruvato quinase para o plasma, o aumento dos níveis de produtos de peroxidação lipídica no plasma e o aumento da hemólise eritrocitária.[34]

VITAMINA K

A vitamina K é um micronutriente lipossolúvel essencial.

Fontes:

Os vegetais de folha verde são ricos em vitamina K, mas as carnes e os produtos lácteos também fornecem quantidades significativas.

Funções:

As proteínas dependentes da vitamina K foram identificadas nos ossos, nos rins e noutros tecidos. Estas proteínas ligam-se ao cálcio e podem estar envolvidas na formação de cristais ósseos. Além disso, a vitamina K funciona como um catalisador para a síntese de factores de coagulação do sangue, principalmente na manutenção dos níveis de protrombina, que é a primeira fase na formação de um coágulo. Um nível baixo de protrombina resulta na coagulação do sangue. [33]

Hiperestados e hipoestados:

Não foram documentados sintomas de toxicidade decorrentes da ingestão oral de vitamina K. A menadiona sintética, contudo, pode causar efeitos tóxicos. A deficiência primária de vitamina K é pouco frequente, mas as doenças ou a terapêutica medicamentosa podem causar deficiências. Qualquer afeção do trato biliar que afecte o fluxo da bílis impede a absorção da vitamina K.. Nas carências de vitamina K ou nas pessoas que tomam anticoagulantes, o tempo de coagulação do sangue é retardado, aumentando o risco de problemas hemorrágicos.

A baixa ingestão alimentar de vitamina K tem sido associada à redução da densidade da massa óssea nas mulheres, aumentando o risco de fracturas da anca. Os recém-nascidos podem desenvolver doenças hemorrágicas devido à deficiência de vitamina K, uma vez que o intestino é estéril durante os primeiros dias após o nascimento. [33]

VITAMINAS HIDROSSOLÚVEIS

VITAMINA C

O ácido ascórbico é outro nome para a vitamina C.

Fontes:

A DDR pode normalmente ser atingida escolhendo uma porção diária de alimentos conhecidos como excelentes fontes de vitamina C (por exemplo, citrinos, meloa, pimento verde, morangos e manga). Boas fontes incluem pêssegos, couve, batata, batata doce e tomate; podem ser necessárias pelo menos duas porções por dia para atingir a DDR. A necessidade estimada de vitamina C é de 40 mg por dia para adultos. O corpo normal, quando totalmente saturado, contém cerca de 5 g de vitamina C.

Funções:

1. A vitamina C funciona como um antioxidante em numerosas reacções do organismo. Como coenzima, tem também numerosos papéis metabólicos. É importante na produção de colagénio (proteína insolúvel do tecido conjuntivo, cartilagem e osso), que desempenha um papel vital na cicatrização de feridas.
2. A vitamina C fortalece o tecido e promove a integridade capilar.
3. A vitamina C facilita o desenvolvimento dos glóbulos vermelhos, melhorando a absorção e a utilização do ferro. Também auxilia o corpo na utilização de folato e vitamina B12. A vitamina C também pode afetar as respostas imunitárias, uma vez que se encontra em grande concentração nos glóbulos brancos durante o desenvolvimento do tecido conjuntivo, dos ossos e dos dentes.
4. A vitamina C é importante para a formação de fibroblastos (células formadoras de colagénio), osteoblastos (a célula que ajuda a produzir colagénio e a formar novo osso) e odontoblastos.

Estados de hipo e hiper:

A carência de vitamina C pode ocorrer em apenas 20 dias. Caracteriza-se por hemorragia gengival espontânea, petéquias, hiperqueratose folicular, diarreia, fadiga, depressão e paragem do crescimento ósseo. Quantidades inadequadas de vitamina C durante o desenvolvimento dos dentes podem resultar em alterações semelhantes ao escorbuto ou alterações escorbúticas nos dentes devido a alterações nos ameloblastos e odontoblastos.

Os túbulos dentinários também não têm a sua disposição paralela normal. Nos adultos escorbúticos, a dentina reabsorve-se e torna-se porótica.

A gengivite, causada pela deficiência de ácido ascórbico, também afecta o periodonto, resultando na mobilidade dos dentes. O efeito está provavelmente relacionado com o enfraquecimento do colagénio secundário à deficiência de vitamina C, que resulta na reabsorção do osso alveolar.

As quantidades suplementares de vitamina C podem causar perturbações gastrointestinais e interferir com a absorção da vitamina B12. A toxicidade potencial de doses excessivas de vitamina C suplementar está relacionada com acontecimentos intra-intestinais e efeitos dos metabolitos no sistema urinário. Na maioria das pessoas, a ingestão de 2-3 g/dia de vitamina C produz diarreia desagradável devido aos efeitos osmóticos da vitamina não absorvida no lúmen intestinal. [33]

TIAMINA (VITAMINA B1)

A tiamina (vitamina B1) é uma vitamina hidrossolúvel. É essencial para a utilização dos hidratos de carbono. O pirofosfato de tiamina (TPP), a coenzima da cocarboxilase, participa na ativação da transcetolase, uma enzima envolvida na via oxidativa direta da glicose. Na deficiência de tiamina, há acumulação de ácidos pirúvico e lático nos tecidos e nos fluidos corporais.

Fontes:

A tiamina está amplamente distribuída nos alimentos, e aproximadamente 40% da ingestão de tiamina é fornecida por produtos de cereais ou cereais e grãos não refinados e enriquecidos. No grupo das carnes, a carne de porco é uma excelente fonte. Outras boas fontes são os frutos secos e as leguminosas.

Funções:

A tiamina funciona como a coenzima pirofosfato de tiamina (TPP) no metabolismo dos hidratos de carbono e dos aminoácidos de cadeia ramificada. Assim, quando a tiamina é insuficiente, a diminuição global do metabolismo dos hidratos de carbono e a sua interligação com o metabolismo dos aminoácidos (através dos a-cetoácidos) tem consequências graves, como a diminuição da formação de acetilcolina para a função neural. É um constituinte das enzimas que degradam a sacarose em ácidos orgânicos que podem, em última análise, dissolver o esmalte dos dentes.

Deficiência:

A deficiência de tiamina (vitamina B1, aneurina) resulta na doença chamada beribéri, que tem sido classicamente considerada como existindo nas formas seca (paralítica) e húmida (edematosa). O beribéri ocorre em bebés alimentados com leite humano cujas mães lactantes são deficientes. Ocorre também em adultos que ingerem grandes quantidades de hidratos de carbono (principalmente de arroz branqueado). A tiamina é chamada de vitamina moral porque a deficiência a curto prazo faz com que os doentes fiquem deprimidos, irritáveis, anorécticos, fatigados e incapazes de se concentrar. As papilas fungiformes aumentam de tamanho e tornam-se hiperémicas. Os tecidos gengivais apresentam por vezes uma cor rosa velho. A síndrome de Wernicke Korsakoff é outra doença deficiente em tiamina, tipicamente associada ao alcoolismo, que se caracteriza por confusão mental, nistagmo (movimento involuntário rápido do globo ocular) e ataxia (uma perturbação da marcha caracterizada por movimentos musculares descoordenados).[33]

Toxicidade - A toxicidade **da tiamina** não é um problema porque a depuração renal da vitamina é rápida.

VITAMINA B 2 (RIBOFLAVINA)

A riboflavina (vitamina B2) faz parte das vitaminas do grupo B. Desempenha um papel fundamental na oxidação celular. Desempenha um papel importante na manutenção da integridade da estrutura mucocutânea. É um co-fator de várias enzimas envolvidas no metabolismo energético. Está também envolvida na atividade antioxidante, sendo um cofator para enzimas como a glutationa redutase e é necessária para o metabolismo de outras vitaminas como a vitamina B6, a niacina e a vitamina K.

Fontes:

Embora o leite e os produtos lácteos sejam excelentes fontes de riboflavina, aproximadamente 30% da ingestão dietética é fornecida por alimentos do grupo dos cereais. A carne, as aves de capoeira e o peixe também fornecem cerca de um quarto das necessidades dietéticas.

Funções:

A riboflavina funciona como uma coenzima no metabolismo dos hidratos de carbono, proteínas e gorduras para libertar energia celular. A riboflavina é também essencial para a saúde dos olhos e para a manutenção das membranas mucosas. Juntamente com a tiamina, a riboflavina é necessária para a síntese da niacina.

Deficiência:

A deficiência de riboflavina (vitamina B2) resulta na condição de hipo ou ariboflavinose, com dor de garganta; hiperemia; edema das membranas mucosas faríngeas e orais; queilose; estomatite angular; glossite; dermatite seborreica; e anemia normocrómica e normocítica. Como a deficiência de riboflavina ocorre quase invariavelmente em combinação com uma deficiência de outras vitaminas do complexo B, alguns dos sintomas (por exemplo, glossite e dermatite) podem resultar de outras deficiências complicadoras.

Efeito na saúde oral:

Os sintomas associados à deficiência de riboflavina, ou ariboflavinose, incluem queilose angular, dermatite e anemia. Com uma ingestão consistentemente inadequada, estes sintomas podem ser observados num prazo de oito semanas. Juntamente com a queilose angular, os lábios podem tornar-se extremamente vermelhos e lisos. As papilas fungiformes tornam-se inchadas, ligeiramente achatadas e em forma de cogumelo durante as fases iniciais da deficiência de riboflavina; a língua tem um aspeto de seixos ou granulado. As deficiências crónicas graves conduzem a uma atrofia papilar progressiva e a uma desnudação irregular e irregular da língua. A língua pode tornar-se vermelho-púrpura ou magenta devido à proliferação vascular e à diminuição da circulação. Em casos mais avançados, toda a língua pode tornar-se atrófica e lisa. Estes sintomas, nomeadamente a glossite e a dermatite, podem ser secundários a uma carência de vitamina B6.

Toxicidade/excesso:

A toxicidade da riboflavina não constitui um problema devido à absorção intestinal limitada.[33]

NIACINA-VITAMINA B3

O termo niacina é utilizado para designar dois compostos, o ácido nicotínico e a nicotinamida.

Fonte:

O triptofano encontra-se principalmente no leite, nos ovos e nas carnes. A niacina está amplamente distribuída em alimentos vegetais e animais. A DDR de equivalentes de niacina é facilmente atingida com alimentos ricos em niacina e com os que contêm triptofano.

Funções:

A niacina é crucial como coenzima na produção de energia (ATP). Funciona com a riboflavina na produção e no metabolismo da glucose e está também envolvida no metabolismo dos lípidos e das proteínas. A niacina é essencial para o crescimento de microrganismos orais cariogénicos. Funciona também em enzimas envolvidas na degradação microbiana da sacarose para produzir ácidos orgânicos. Doses suplementares de ácido nicotínico (3 a 6 g/dia) são eficazes na redução do colesterol LDL e dos triglicéridos, aumentando também os níveis de colesterol HDL. As alterações induzidas pela niacina nos níveis séricos de lípidos produzem melhorias significativas nas doenças coronárias.

Deficiência:

A deficiência de niacina (ácido nicotínico) resulta classicamente em pelagra, uma doença crónica debilitante associada a uma dermatite eritematosa caraterística, bilateral e simétrica, demência após alterações mentais, incluindo insónia e apatia, que precedem uma encefalopatia evidente. Diarreia resultante da inflamação das superfícies mucosas intestinais A deficiência de niacina está normalmente associada à dieta à base de milho, uma vez que os produtos à base de milho contêm todos os aminoácidos essenciais, exceto o triptofano. Este facto aumenta as necessidades do organismo em triptofano e niacina. A deficiência também é observada em alcoólicos, mas é pouco provável em indivíduos que consomem níveis adequados de proteínas.

Toxicidade/excesso:

Apesar do seu valor terapêutico na redução do colesterol sérico, a administração de doses orais elevadas e crónicas de ácido nicotínico pode provocar hepatotoxicidade e manifestações dermatológicas.

Efeito na saúde oral

A deficiência também afecta a membrana mucosa: a estomatite dolorosa provoca uma diminuição da ingestão de alimentos e as lesões no trato gastrointestinal resultam em diarreia e numa menor absorção de vitaminas.

A gengiva pode ficar inflamada, semelhante à encontrada na gengivite ulcerosa. Os cantos dos lábios são inicialmente pálidos; ocorre uma fissura tipo leque que se irradia para o epitélio perioral e pode deixar cicatrizes permanentes.[33] **VITAMINA B6 (PIRIDOXINA)**

A vitamina B6 é o termo comummente utilizado para este grupo de três compostos: piridoxina, piridoxal e piridoxamina. As três formas podem ser utilizadas pelo organismo nas suas funções de coenzimas.

Fontes:

A carne, as aves e o peixe são boas fontes de vitamina B6. Outras boas fontes incluem algumas frutas, nozes, cereais fortificados, produtos de grãos integrais e vegetais.

Funções:

1. Foram identificadas várias funções essenciais para a vitamina B6.
2. A vitamina B6, que desempenha um papel de coenzima no metabolismo das proteínas, participa na conversão do triptofano em niacina.
3. Síntese da hemoglobina.
4. Síntese de ácidos gordos insaturados a partir de ácidos gordos essenciais.
5. Produção de energia a partir do glicogénio.
6. Funcionamento correto do sistema nervoso, incluindo a síntese de neurotransmissores.

Deficiência:

A deficiência de vitamina B6 isolada é pouco frequente, uma vez que ocorre normalmente em associação com um défice de outras vitaminas do complexo B. A hipovitaminose B6 pode ocorrer frequentemente com uma deficiência de riboflavina, uma vez que esta é necessária para a formação da coenzima PLP. Os bebés são especialmente susceptíveis a consumos insuficientes, que podem levar a convulsões epileptiformes. As alterações cutâneas incluem dermatite com queilose e glossite. Uma diminuição do metabolismo do glutamato no cérebro, que se verifica na insuficiência de vitamina B6, reflecte uma disfunção do sistema nervoso.

Toxicidade/excesso:

A toxicidade aguda da piridoxina é pouco frequente; no entanto, o consumo rotineiro de megadoses documentou efeitos secundários como ataxia e neuropatia sensorial grave (diminuição da capacidade de sentir o tato, a vibração, a temperatura e a picada de agulha) e, em alguns casos, dores nos ossos e fraqueza muscular. Na maioria dos casos, a recuperação completa ocorre com a interrupção do suplemento de mega-dose.

Efeito na saúde oral

A glossite induzida por deficiência de piridoxina é caracterizada por dor, edema e alterações papilares. Inicialmente, a língua apresenta uma sensação de escaldadura, seguida de vermelhidão e hipertrofia das papilas filiformes na ponta, margens e dorso.

FOLATO / ÁCIDO FÓLICO

O termo genérico folato engloba vários que têm propriedades nutricionais semelhantes às do ácido fólico. Foram identificadas várias formas metabolicamente activas diferentes.

Fontes:

As fontes ricas em folato incluem o fígado, os vegetais de folha verde, os cereais fortificados e os produtos à base de cereais, as leguminosas e alguns frutos (toranja e laranja).

Funções:

O folato funciona como uma coenzima para aproximadamente 20 enzimas. Como tal, tem um papel essencial na síntese do ARN e do ADN. Funciona em conjunto com as vitaminas B12 e C na manutenção de níveis normais de glóbulos vermelhos maduros. A síntese de purina, pirimidina, metionina e colina está inter-relacionada com a vitamina B12.

Deficiência:

A deficiência de folato, a deficiência vitamínica mais comum entre as vitaminas do complexo B, pode ocorrer devido ao consumo excessivo de álcool, gravidez/lactação, diálise renal, doença hepática, ingestão alimentar inadequada, doença gastrointestinal ou medicamentos que interferem na absorção ou no metabolismo do folato.

Os sintomas de deficiência aparecem primeiro nas células que se dividem rapidamente no trato gastrintestinal, nas hemácias e nos leucócitos. As hemácias não se desenvolvem normalmente, tornam-se pálidas e extremamente grandes (megaloblásticas), mas não conseguem transportar oxigénio para as células, o que é conhecido como anemia megaloblástica.

Toxicidade/excesso:

Em grandes doses, o folato pode causar danos nos rins e mascarar os sintomas de deficiência de vitamina B12. Mais de 1.000 ug/dia para adultos aplica-se a suplementos e alimentos fortificados, não ao folato que ocorre naturalmente nos alimentos. [34]

Efeito na saúde oral

A glossite está normalmente presente em pessoas com deficiência de ácido fólico. A língua torna-se vermelho-fogo e as papilas estão ausentes. Pode ocorrer uma periodontite crónica acentuada com afrouxamento dos dentes. A periodontite é uma doença inflamatória do periodonto. A deficiência de ácido fólico prejudica as respostas imunitárias e a resistência da mucosa oral à penetração de organismos patogénicos como a cândida.[33]

VITAMINA B12 (COBALAMINA)

A vitamina B12, ou cobalamina, representa um grupo complexo de compostos que contêm cobalto. É a única vitamina que contém um mineral.

Fontes:

Os microrganismos (bactérias, fungos e algas) podem sintetizar a vitamina B12. A vitamina B12 não se encontra nos vegetais, a menos que estes sejam fortificados ou contaminados por microrganismos (legumes e raízes). Os produtos de animais herbívoros, como o leite, a carne e os ovos, constituem, portanto, importantes fontes dietéticas da vitamina, a menos que o animal viva numa das muitas regiões que se sabe serem geoquimicamente deficientes em cobalto.

Funções:

A vitamina B12 funciona como uma coenzima em conjunto com o metabolismo do folato na síntese dos ácidos nucleicos. Também intervém no catabolismo de determinados aminoácidos e ácidos gordos. A vitamina B12 é essencial para a produção de glóbulos vermelhos e para a síntese da mielina. A mielina é a substância lipídica que isola as fibras nervosas e afecta a transmissão dos impulsos nervosos[34].

Deficiência:

Fontes alimentares insuficientes raramente causam uma deficiência de vitamina B12, a não ser que se siga um vegetarianismo estrito . A falta de fator intrínseco, de R-binder ou de uma enzima necessária para a absorção de vitamina B12 é a causa primária da deficiência. Anemia perniciosa - Na maioria dos casos de anemia perniciosa, são produzidos anticorpos contra as células parietais, que atrofiam e perdem a capacidade de produzir factores intrínsecos e de segregar ácido clorídrico. Em algumas formas de AP, as células parietais permanecem intactas, mas são produzidos autoanticorpos contra o próprio fator intrínseco, que se ligam a ele, impedindo-o de se ligar à vitamina B12.

Toxicidade/excesso:

Não se observam benefícios com a ingestão de grandes quantidades de vitamina B12, mas também não se observam efeitos nocivos. As injecções de vitamina B12 são tratamentos populares para a fadiga e a fraqueza, mas poucos indivíduos satisfazem os critérios médicos aceites para a sua utilização.

Efeito na saúde oral:

Os sintomas orais iniciais da deficiência de vitamina B12 apresentam-se com glossopirose (dor inexplicável na língua), seguida de inchaço e palidez com o eventual desaparecimento do filiforme. O exame oral pode revelar estomatite ou uma mucosa pálida ou amarelada, xerostomia, queilose, gengiva hemorrágica e perda óssea.[33]

ÁCIDO PANTOTÉNICO (B5)

Fontes:

O ácido pantoténico é sintetizado pela maioria dos microrganismos e plantas. Por conseguinte, é particularmente abundante nos alimentos de origem animal e nos cereais integrais. As bactérias do trato digestivo também produzem ácido pantoténico.

Funções:

Os compostos que contêm pantotenato estão especialmente envolvidos no metabolismo dos ácidos gordos e o grupo prostético que contém pantotenato facilita adicionalmente a ligação às enzimas adequadas. O ácido pantoténico é semelhante às outras vitaminas B em os seus papéis metabólicos. O ácido pantoténico desempenha um papel fundamental no metabolismo dos hidratos de carbono, das gorduras e das proteínas. Além disso, é importante na síntese e degradação de triglicéridos, fosfolípidos e esteróis e na formação de determinadas hormonas e substâncias reguladoras dos nervos.

Deficiência:

A presença generalizada de ácido pantoténico libertável nos alimentos torna improvável uma carência alimentar. Se ocorrer uma carência, esta é normalmente acompanhada por défices de outros nutrientes. A utilização de animais experimentais, um análogo antagónico (metilpantotenato) administrado aos seres humanos e, mais recentemente, a alimentação com dietas semi-sintéticas praticamente isentas de pantotenato ajudaram a definir os sinais e sintomas de deficiência.

Toxicidade:

A toxicidade não é um problema com o pantotenato, uma vez que não foram observados efeitos adversos.

BIOTINA (B7)

A biotina funciona como uma coenzima no metabolismo dos hidratos de carbono, das proteínas e das gorduras.

Fontes:

Embora a biotina esteja amplamente distribuída nos alimentos, a sua disponibilidade é baixa em comparação com a de outras vitaminas hidrossolúveis. As fontes ricas em biotina incluem a gema de ovo, o fígado e os cereais. A microflora do trato gastrointestinal fornece provavelmente parte das necessidades do organismo.

Funções:

A biotina actua em quatro carboxilases. Três das quatro carboxilases dependentes de biotina são mitocondriais (piruvato carboxilase, metilcrotonil-CoA carboxilase e propionil-CoA carboxilase), enquanto a quarta (acetil-CoA carboxilase) se encontra tanto nas mitocôndrias como no citosol. Em todos estes casos, a biotina serve de transportador para a transferência de bicarbonato ativo para um substrato, gerando um produto carboxílico.

Deficiência:

A deficiência de biotina nos seres humanos foi documentada com o consumo prolongado de claras de ovo cruas, que contêm ávida de ligação à biotina. A deficiência de biotina foi também observada em casos de nutrição parentérica com soluções sem biotina administradas a doentes com síndroma de intestino curto e outras causas de má absorção. Os sinais clínicos de deficiência incluem dermatite de tipo eritematoso e seborreico, conjuntivite, alopecia e anomalias do sistema nervoso central, como hipotonia, letargia e atraso no desenvolvimento em crianças, e depressão, alucinações e parestesia das extremidades em adultos. **Toxicidade**:

A toxicidade não constitui um problema devido à absorção intestinal limitada da biotina.

Efeito na saúde oral

Os sinais orais da deficiência de biotina são a palidez da língua e a atrofia irregular das papilas linguais. Embora o padrão se assemelhe a uma língua geográfica, está confinado às margens laterais ou é generalizado a todo o dorso.

United States Recommended Daily Allowances (USRDAs)

	Used for Conventional Food or "Special Dietary Foods"	Used for "Special Dietary Foods" Only	
	Adults and Children 4 or More Years of Age	*Infants and Children Under 4 Years of Age*	*Pregnant or Lactating Women*
	Nutrients That Must Be Declared on Label*		
Protein†	45 g high-quality protein 65 g proteins in general		
Vitamin A	5000 IU	2500 IU	8000 IU
Vitamin C (ascorbic acid)	60 mg	40 mg	60 mg
Thiamin (vitamin B_1)	1.5 mg	0.7 mg	1.7 mg
Riboflavin (vitamin B_2)	1.7 mg	0.8 mg	2.0 mg
Niacin	20 mg	9 mg	20 mg
Calcium	1.0 g	0.8 g	1.3 g
Iron	18 mg	10 mg	18 mg
	Nutrients That May Be Declared on Label		
Vitamin D	400 IU	400 IU	400 IU
Vitamin E	30 IU	10 IU	30 IU
Vitamin B_6	2.0 mg	0.7 mg	2.5 mg
Folic acid (folacin)	0.4 mg	0.2 mg	0.8
Vitamin B_{12}	6 µg	3 µg	8 µg
Phosphorus	1.0 g	0.8 µg	1.3 g
Iodine	150 µg	70 µg	150 µg
Magnesium	400 mg	200 mg	450 mg
Zinc	15 mg	8 mg	15 mg
Copper	2 mg	1 mg	2 mg
Biotin	0.3 mg	0.15 mg	0.3 mg
Pantothenic acid	10 mg	5 mg	10 mg

MINERAIS

COBRE

O cobre funciona como um catalisador na formação de colagénio a partir de uma fase pré-colagénica, sendo facilmente incorporado no esmalte dentário. Dados epidemiológicos sugerem que o cobre é cariogénico, mas em estudos bacteriológicos, é cariostático ao reduzir a acidogenicidade da placa bacteriana.[35]

Necessidades dietéticas:

O corpo humano contém cobre a um nível de cerca de 1,4 a 2,1 mg por kg de massa corporal. A DDR para o cobre em adultos saudáveis normais é citada como 0,97 mg/dia e 3,0 mg/dia. O cobre é absorvido no intestino e depois transportado para o fígado ligado à albumina. O transporte do cobre envolve a proteína ceruloplasmina, que transporta a maior parte do cobre no sangue. A ceruloplasmina transporta também o cobre excretado no leite e é particularmente bem absorvida como fonte de cobre.

Devido ao seu papel na facilitação da absorção de ferro, a deficiência de cobre pode produzir sintomas semelhantes aos da anemia, neutropenia, anomalias ósseas, hipopigmentação, crescimento deficiente, aumento da incidência de infecções, osteoporose, hipertiroidismo e anomalias no metabolismo da glicose e do colesterol. Por outro lado, a doença de Wilson provoca uma acumulação de cobre nos tecidos do corpo.

SELENIUM

O selénio funciona principalmente como cofator de uma enzima antioxidante que protege os lípidos das membranas, as proteínas e os ácidos nucleicos dos danos oxidativos. O selénio está presente no esmalte e na dentina dos dentes. É provavelmente incorporado no esmalte durante a amelogénese. Grandes quantidades durante a formação do dente podem ser prejudiciais para o processo de mineralização.

Estudos em animais indicam que o excesso de selénio pode promover a cárie dentária quando administrado antes da erupção, enquanto níveis moderadamente elevados parecem ter alguns efeitos cariostáticos. Observou-se um aumento das taxas de cárie dentária em áreas onde os alimentos e a água contêm níveis mais elevados de selénio. Na China, a doença de keshan (devida a uma grave deficiência de selénio) é eficazmente reduzida pela profilaxia oral com selénio.[35]

MANGANÊS

O manganês é essencial em vários sistemas enzimáticos e é importante para o desenvolvimento ótimo da matriz óssea. O corpo humano contém cerca de 12 mg de manganês, que é armazenado principalmente nos ossos; nos tecidos, concentra-se principalmente no fígado e nos rins. O manganês está ligado a metaloproteínas de manganês no cérebro humano, nomeadamente à glutamina sintetase nos astrócitos. Os estudos não esclareceram se esta associação se deve à incorporação do manganês no esmalte ou ao seu efeito na saúde oral.[3] MOLIBDÉNIO

O molibdénio funciona como um cofator enzimático, é um oligoelemento presente nos dentes e pode inibir a formação de cáries. No entanto, os estudos com pessoas e animais têm sido inconsistentes, e o molibdénio não é clinicamente recomendado para a prevenção de cáries dentárias. Não foi proposto nenhum mecanismo para a forma como o molibdénio poderia inibir a formação de cáries, mas estudos em roedores sugerem que o molibdénio afecta a morfologia da coroa dentária. O molibdénio também está presente no esmalte dos dentes humanos. [35]

Minerais essenciais para as estruturas calcificadas

1. O osso é constituído por uma matriz orgânica mineralizada e por células ósseas, incluindo osteoblastos formadores de osso, células de revestimento ósseo, osteócitos e osteoclastos reabsorventes de osso. Existem dois tipos morfologicamente distintos de osso, o osso cortical (compacto), que constitui 85% do osso total do corpo, e o osso trabecular (esponjoso) que constitui o restante. **Componentes da matriz óssea:** A matriz óssea é constituída por uma matriz orgânica que é reforçada por depósitos de sais de cálcio inorgânicos. 70% do osso é mineral, 22% proteína e 8% água (Lane 1979). O colagénio, o principal produto de secreção dos osteoblastos, compreende cerca de 90% da matriz óssea orgânica. O colagénio tipo I é o colagénio mais abundante encontrado no corpo e está amplamente distribuído no tecido conjuntivo. O colagénio de tipo I representa a maioria do colagénio ósseo, mas as análises bioquímicas também indicaram quantidades vestigiais dos tipos III, V, XI e XIII (Gehron 1989).

Os restantes 10% da matriz orgânica são compostos por proteínas não colagénicas (NCP), que podem ser divididas em quatro grupos gerais de proteínas: 1) proteínas de ligação celular 2) proteoglicanos 3) γ carboxilatos e 4) proteínas relacionadas com o crescimento.

A importância do tecido ósseo como reservatório de iões pode ser apreciada porque cerca de 99% do cálcio do corpo, cerca de 85% do fósforo e de 40-60% do corpo, sódio e magnésio estão associados aos cristais ósseos. Consequentemente, estes servem como a principal fonte para o transporte destes iões de e para os fluidos extracelulares. DENTES: Os dentes são compostos por três tecidos calcificados: esmalte, dentina e cemento.

O esmalte e a dentina são compostos principalmente por cristais de hidroxiapatite, semelhantes aos do osso. Aproximadamente 20% da dentina, cemento e osso é material orgânico, principalmente colagénio; apenas 1% do esmalte é material orgânico.

Uma vez que o dente tenha erupcionado, não se forma mais esmalte, mas as trocas de minerais ocorrem de forma ligeira em resposta ao ambiente oral. Apesar do facto de poderem ocorrer alterações na composição do esmalte, este mantém a maioria dos seus componentes minerais originais ao longo da vida.

A dentina, o principal tecido do dente, contém os mesmos constituintes que o osso, mas a sua estrutura é mais densa. O seu principal componente são cristais de hidroxiapatite inseridos numa forte rede de fibras de colagénio. O cimento contém menos minerais e é mais macio do que o osso. Contém muitas fibras de colagénio que têm origem no osso alveolar. O desenvolvimento de dentes normais e saudáveis é afetado por factores metabólicos como a secreção da hormona paratiroide e a disponibilidade de cálcio, fosfato, vitamina D, proteínas e muitos outros nutrientes. Se estes factores forem deficientes, a calcificação dos dentes pode ser defeituosa e anormal ao longo da vida.

Papel do cálcio

Cerca de 99% do cálcio encontra-se no esqueleto e nos dentes. O cálcio depositado nos dentes permanece permanentemente. A única parte do dente que está exposta ao ambiente é o esmalte. A saliva está super saturada de cálcio; assim, a saliva é uma fonte de cálcio para mineralizar uma superfície de esmalte imatura ou desmineralizada e reduzir a suscetibilidade às cáries. Tanto o cálcio como o fósforo na saliva proporcionam uma ação tampão para inibir a formação de cáries. Isto impede a dissolução do esmalte pelas bactérias da placa bacteriana.

A dieta pode influenciar os dentes após a sua erupção através de efeitos locais. Por exemplo, o cálcio ajuda a manter a composição mineral dos dentes, que estão sujeitos tanto à desmineralização como à remineralização, dependendo de uma série de factores dietéticos e do pH do ambiente oral. A presença de cálcio nos alimentos pode ajudar a proteger contra a cárie dentária, uma vez que aumenta a concentração de cálcio na placa bacteriana. Alguns outros alimentos, por exemplo, alimentos e bebidas ácidas, podem reduzir a concentração de cálcio na placa bacteriana.[37]

Papel do fósforo

O fósforo é o segundo mineral mais abundante no corpo, com cerca de 85% no esqueleto e nos dentes. A hipofosfatemia pode ocorrer com a ingestão prolongada de antiácidos de hidróxido de alumínio, que se ligam ao fósforo, interferindo assim com a absorção. Mesmo depleções relativamente pequenas de fósforo podem causar um aumento da excreção de cálcio, resultando num balanço negativo de cálcio e perda óssea. Durante o desenvolvimento dos dentes, uma deficiência de fósforo pode resultar numa calcificação incompleta dos dentes, numa falha na formação da dentina e numa maior suscetibilidade à cárie. Os túbulos dentinários largos resultantes permitem a entrada de bactérias no esmalte danificado[37].

Papel do magnésio

Os ossos contêm quase dois terços do magnésio do corpo. É o terceiro mineral mais prevalente nos dentes, com a dentina a conter cerca de duas vezes a quantidade presente no esmalte. O magnésio tem uma função importante na manutenção da homeostase do cálcio e na prevenção de anomalias esqueléticas. Os sintomas de deficiência de magnésio são disfunção neuromuscular, alterações de personalidade, espasmos musculares, convulsões, tremores, hiperexcitabilidade, etc. As deficiências alimentares podem afetar os dentes e as estruturas de suporte. As alterações nos ameloblastos e odontoblastos resultam em hipoplasia do esmalte e da dentina. A formação de osso alveolar pode ser reduzida, juntamente com um alargamento do espaço do ligamento periodontal e hiperplasia gengival.[37]

NECESSIDADES NUTRICIONAIS E DIRECTRIZES DIETÉTICAS

As DDR (doses dietéticas recomendadas) - As DDR são estabelecidas pela Comissão de Ciências da Vida do Conselho Nacional de Investigação. As suas recomendações mais recentes foram publicadas no livro; RDA's 10th Edition, publicado pela National Academy em 1989. As DDRs são recomendações para a quantidade média diária específica de cada nutriente com base em grupos populacionais classificados por idade e sexo. Existem também categorias para grávidas e lactantes; ao longo do texto, a DDR é citada para adultos que representam o grupo etário dos 25 aos 50 anos. As DDR foram concebidas para satisfazer as necessidades básicas gerais de indivíduos saudáveis dentro de cada um destes grupos. As DDR devem ser utilizadas para orientar os indivíduos no sentido de atingirem uma ingestão adequada de nutrientes, com o objetivo de diminuir o risco de doenças crónicas. Baseia-se na estimativa de uma necessidade média acrescida de um aumento para ter em conta a variação num determinado grupo.[8] DDR - o termo "DDR" é definido como o número de nutrientes suficiente para a manutenção da saúde em quase todos os indivíduos. As estimativas das doses baseiam-se nas necessidades mínimas definidas, acrescidas de uma margem de segurança para a maioria dos indivíduos.[11]

DIETA EQUILIBRADA

Uma dieta equilibrada é definida como uma dieta que contém diferentes tipos de alimentos que possuem nutrientes como hidratos de carbono, gorduras, proteínas, vitaminas e minerais na proporção necessária para satisfazer as necessidades do organismo. Uma dieta equilibrada fornece invariavelmente um pouco mais de cada nutriente do que o requisito mínimo para suportar uma curta duração de fome e manter o corpo num estado de boa saúde.[11] A composição básica de uma dieta equilibrada é altamente variável; varia com os hábitos culturais e sociais. Difere de país para país, da disponibilidade de alimentos, do estatuto económico, da idade, do sexo e da atividade física do indivíduo. A dieta indiana equilibrada é composta por cereais, leguminosas, vegetais, raízes, tubos, frutos, produtos lácteos, óleos gordos, açúcar e amendoins. A carne, o peixe e os ovos estão presentes nas dietas não vegetarianas. No caso dos vegetarianos, recomenda-se uma ingestão adicional de leite e leguminosas.[12]

A dieta equilibrada sugerida pelo ICMR O padrão alimentar varia muito em diferentes partes do mundo. Geralmente, desenvolve-se em função dos tipos de alimentos produzidos (que dependem das condições climáticas da região)· Capacidade económica· Religiões· Costumes· Gostos e hábitos das pessoas O ICMR sugeriu um regime alimentar equilibrado para diferentes grupos etários, sexos e profissões, em termos de atividade física.

Dieta equilibrada para diferentes grupos etários-

- Para bebés e crianças em crescimento - os bebés durante os primeiros seis meses são inteiramente amamentados. Na parte posterior, o seu crescimento diminui quando recebem suplementos alimentares.

- Para as mulheres grávidas - durante a gravidez, as necessidades nutricionais aumentam consideravelmente e são necessários nutrientes adicionais.

□ Para as pessoas idosas - o envelhecimento provoca alterações fisiológicas acentuadas que afectam as necessidades nutricionais. O metabolismo celular diminui, ocorrem alterações no sistema nervoso, no sistema renal, nos sistemas vasculares sanguíneos, no sistema endócrino, etc., devido às quais as suas actividades funcionais diminuem, assim como as necessidades calóricas.[12]

□ PIRÂMIDE ALIMENTAR

- Uma pirâmide alimentar é um guia em forma de pirâmide de alimentos saudáveis divididos em secções para mostrar a ingestão recomendada para cada grupo de alimentos.
- As primeiras diretrizes dietéticas do USDA foram publicadas em 1894 pelo **Dr. Wilbur Olin Atwater**. Na sua publicação de 1904, intitulada Principles of Nutrition and Nutritive Value of Food, Atwater defendia a variedade, a proporcionalidade e a moderação; a medição das calorias; e uma dieta eficiente e acessível, centrada em alimentos ricos em nutrientes e menos gordura, açúcar e amido.
- A perspetiva histórica dos guias alimentares foi explicada por Welsh e Shaw em 1992.

Pirâmide alimentar

Sete básicos

O primeiro guia alimentar proposto em 1943 foi o basic seven. Em 1943, durante a Segunda Guerra Mundial, o USDA introduziu um guia nutricional que promovia os "sete grupos alimentares básicos" para ajudar a manter os padrões nutricionais durante o racionamento de alimentos em tempo de guerra. Os sete grupos alimentares básicos eram os seguintes

1. Vegetais verdes e amarelos (alguns crus; outros cozinhados, congelados ou enlatados).
2. Laranjas, tomates, toranjas ou couves cruas ou verduras para salada).
3. Batatas e outros legumes e frutos (crus, secos, cozinhados, congelados ou enlatados).
4. Leite e produtos lácteos (leite fluido, evaporado, seco ou queijo).
5. Carne, aves de capoeira, peixe ou ovos (ou feijões secos, ervilhas, nozes ou manteiga de amendoim).
6. Pão, farinha e cereais (naturais, integrais, enriquecidos ou restaurados).
7. Manteiga e margarina fortificada (com vitamina A adicionada).

Quatro básicos

- Em 1957, a base sete foi actualizada para os quatro grupos de alimentos, os quatro básicos (19561992). Estes grupos de alimentos eram:

1. Legumes e frutas: Recomendados como excelentes fontes de vitaminas C e A, e uma boa fonte de fibras. Foi recomendada a ingestão de um vegetal ou fruto verde-escuro ou

amarelo-escuro de dois em dois dias.

2. Leite: Recomendado como uma boa fonte de cálcio, fósforo, proteínas, riboflavina e, por vezes, vitaminas A e D. O queijo, o gelado e o leite gelado podem, por vezes, substituir o leite.

3. Carne: Recomendada para proteínas, ferro e determinadas vitaminas B. Inclui carne, aves de capoeira, peixe, ovos, feijão seco, ervilhas secas e manteiga de amendoim.

4. Cereais e pães: Os pães integrais e enriquecidos foram especialmente recomendados como boas fontes de ferro, vitaminas B e hidratos de carbono, bem como fontes de proteínas e fibras. Inclui cereais, pães, farinha de milho, macarrão, aletria, arroz e esparguete.

5. Dizia-se que os "outros alimentos" completavam as refeições e satisfaziam o apetite.

6. Estes incluíam porções adicionais dos quatro básicos, ou alimentos como manteiga, margarina, molhos para salada e óleo de cozinha, molhos, geleias e xaropes.

Guia de cinco grupos

- Em 1979, o USDA recomendou um guia alimentar diário de cinco grupos de alimentos
- No guia dos cinco grupos alimentares, os grupos das gorduras, dos doces e do álcool foram acrescentados aos quatro grupos básicos.

Abordagem da roda dos alimentos

- A abordagem da dieta total incluía objectivos de adequação e moderação dos nutrientes.
- Cinco grupos de alimentos e quantidades formaram a base para a pirâmide do

guia alimentar.

- Quantidades diárias de alimentos fornecidas em três níveis de calorias.
- Primeiro ilustrado para um curso de nutrição da Cruz Vermelha como roda dos

alimentos.

Pirâmide do Guia Alimentar

- A primeira pirâmide alimentar foi publicada na Suécia em 1974.
- Mas a popular pirâmide do guia alimentar foi proposta em 1992, tendo sido novamente modificada em março de 1999.
- Em 15 de abril de 2005, o USDA actualizou o seu guia com a minha pirâmide /para adultos (Fig. 24.6), para crianças (Fig. 24.7) e para vegetarianos (Fig. 24.8)], que substituiu os níveis hierárquicos da pirâmide do guia alimentar por cunhas verticais coloridas, muitas vezes apresentadas sem imagens de alimentos, criando um design mais abstrato.

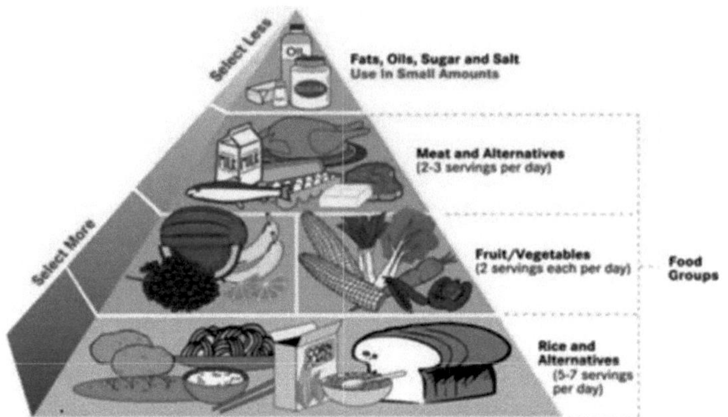

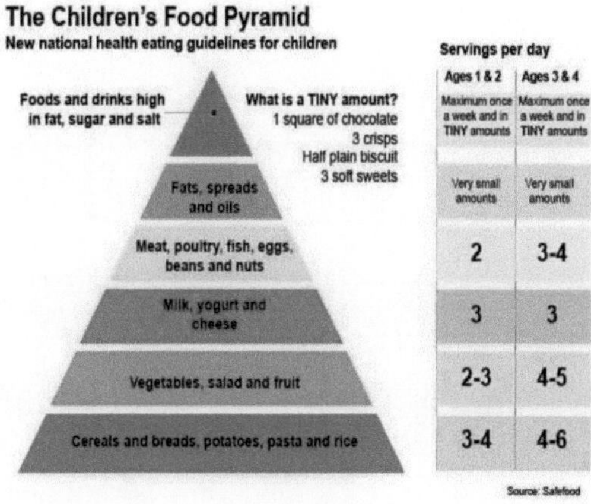

O meu prato

- As pirâmides do guia alimentar foram descontinuadas e, em 2 de junho de 2011, foi iniciado um novo programa alternativo denominado "O meu prato".
- O meu prato está dividido em quatro quadrantes de tamanhos ligeiramente diferentes, com as frutas e os legumes a ocuparem metade do espaço e os cereais e as proteínas a ocuparem a outra metade.
- As porções de legumes e cereais são as maiores das quatro (30% de cereais, 30% de legumes, 20% de frutas e 20% de proteínas), acompanhadas por um círculo mais pequeno. Representando os lacticínios, como um copo de leite magro/não gordo ou um copo de iogurte. Algumas das recomendações adicionais são: "faça metade do seu prato com frutas e legumes", "mude para leite 1% ou magro", "faça pelo menos metade dos seus cereais inteiros" e "varie as suas escolhas de alimentos proteicos".
- As diretrizes também recomendam o controlo das porções sem deixar de saborear

a comida, bem como a redução do consumo de sódio e açúcar.

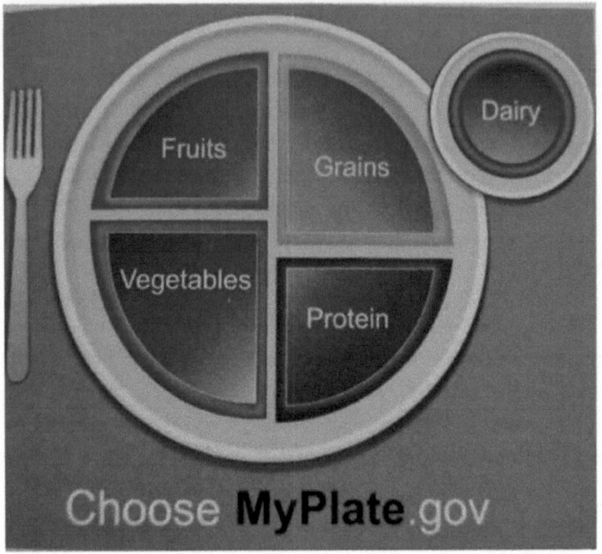

DOSE DIETÉTICA RECOMENDADA

- Desde 1943, o Food and Nutrition Board, um grupo de cientistas da nutrição, tem publicado, com intervalos de aproximadamente 5 anos, edições revistas e actualizadas das doses dietéticas recomendadas (DDR).
- As DDR são conjuntos de valores para os níveis de ingestão dos nutrientes atualmente considerados essenciais e que satisfazem as necessidades fisiológicas de quase todos os indivíduos.
- As DDR foram concebidas principalmente para o planeamento e aquisição de alimentos nutricionalmente adequados para grupos populacionais e não para indivíduos.
- Se os alimentos consumidos contiverem as quantidades de nutrientes que satisfazem as DDR, a probabilidade de desenvolver denciências chamonais é

negligenciável.

- Estas são recomendações para as quantidades médias diárias de nutrientes que satisfazem as necessidades nutricionais da maioria das pessoas.
- Para além de fornecer normas para a rotulagem nutricional da USRD, a RDA também serve de base para

1. Os guias alimentares.
2. O desenvolvimento de dietas e produtos para fins terapêuticos.
3. A formulação de novos produtos alimentares.
4. Um guia para alimentos fornecidos por recursos comunitários, tais como centros de idosos, refeições entregues ao domicílio e senhas de alimentação.

Nutrição no crescimento e desenvolvimento

Bebés: O estado de saúde de um bebé à nascença e a sua saúde futura ao longo da vida dependem da alimentação e dos cuidados que a mãe ou a pessoa que cuida dele dá ao recém-nascido. O bebé pode alimentar-se de leite humano ou de leite artificial disponível no mercado, mas muitos dos seus sistemas fisiológicos são imaturos à nascença.

Leite materno: O leite humano é a fonte ideal de nutrientes para os bebés e é feito à medida de cada criança com todos os nutrientes certos para ajudar os bebés a atingirem o seu potencial máximo. O leite humano é muito complexo e a sua composição química exacta é desconhecida. Os ácidos araquidónicos e o ácido docosahexaenóico (DHA) podem desempenhar um papel no desenvolvimento do cérebro e do tecido da retina. O teor relativamente baixo de minerais do leite humano é ideal para os rins imaturos do bebé.

O leite materno é um alimento natural para os bebés. É seguro, pouco dispendioso e fornece todos os nutrientes de que os bebés necessitam nos primeiros seis meses de vida. Tem a vantagem adicional significativa de aumentar a resistência do bebé às doenças, uma vez que a mãe pode transmitir os seus próprios factores imunitários para certas doenças através do seu leite, protegendo assim o seu bebé. Contém elevados níveis de vitamina A e substâncias que protegem os recém-nascidos de infecções e doenças. Os bebés que são amamentados têm muitas vantagens para a saúde em relação aos bebés alimentados com outros leites. O leite materno fornece cerca de 0,01 mg/dia de fluoreto, independentemente da água potável e dos níveis plasmáticos maternos, o que não aumenta o risco de desenvolver cáries dentárias. Os bebés devem ser alimentados exclusivamente com leite materno durante os primeiros seis meses e devem continuar a ser amamentados até aos 18-24 meses. Aos seis meses de idade, os bebés precisam de começar a comer outros alimentos complementares, para além do leite materno. Os alimentos complementares para crianças desta idade requerem uma preparação especial para garantir que os alimentos são limpos, macios e fáceis de comer e digerir e devem ser introduzidos gradualmente. Bons primeiros alimentos são carnes macias, legumes, leguminosas e frutas amassadas, trituradas ou desfiadas, e uma pequena quantidade de óleo.[38]

Introdução de alimentos: Entre os 4 e os 6 meses de idade, os bebés estão normalmente prontos para comer alimentos sólidos, para além do leite materno ou do leite em pó. O mais comum é introduzir cereais feitos de arroz, aveia ou cevada, um de cada vez, misturados com leite materno ou leite em pó.

A ordem recomendada para a introdução de legumes, carnes e frutas varia entre os pediatras - alguns aconselham a introdução de legumes depois dos cereais, seguidos das frutas.

Quando os alimentos semi-sólidos são introduzidos, o objetivo deve ser o de incluir todos os grupos de alimentos o mais rapidamente possível para garantir uma dieta equilibrada.[39]

A cárie da primeira infância e a cárie dentária do biberão, que conduz a um problema de saúde oral entre as crianças com menos de 3 anos, é conhecida como cárie da primeira infância (CPE), também conhecida como cárie do biberão ou cárie dentária do biberão (BBTD). É caracterizada por uma cárie precoce e associada a práticas de alimentação inadequadas. Qualquer sinal de cárie de superfície lisa em crianças com menos de três anos de idade é indicativo de CEC. Trata-se de um grave problema de saúde pública, especialmente prevalente em grupos socioeconómicos baixos. O tratamento da CCE é dispendioso, exigindo extracções ou restaurações extensas e causando graves problemas de saúde oral futuros e sofrimento desnecessário.[40]

Factores contribuintes

A cárie é criada quando um líquido açucarado (incluindo leite ou sumo) se acumula em torno das superfícies linguais dos dentes durante longos períodos. Isto leva à desmineralização do esmalte. Permitir que o bebé vá para a cama à noite ou para a hora da sesta com um biberão e dar biberões frequentes durante o dia ou usar habitualmente um copo de treino sem verter são factores relacionados com a CCE.

Um segundo fator que contribui para a CEC é a infeção por streptococcus mutans. A colonização de S.mutans ocorre apenas após a erupção dos dentes dos bebés. A infeção com S.mutans ocorre através da transmissão do agente patogénico do prestador de cuidados para o bebé. A adição frequente ou prolongada de hidratos de carbono fermentáveis irá inocular S. mutans.[4]1

Crianças pequenas

Durante o segundo ano de vida, o desenvolvimento da motricidade fina leva a que os bebés aprendam a alimentar-se sozinhos, mas as competências e capacidades não ocorrem simultaneamente em todas as crianças. As crianças com mais de 11 anos e meio de idade que ainda tomam biberões com leite ou líquidos açucarados têm mais probabilidades do que as outras de ter excesso de peso e anemia devido à baixa ingestão de ferro, para além de aumentarem o risco de cáries dentárias. O leite é uma fonte pobre de ferro, e grandes quantidades de leite impedem a absorção do ferro.[39]

Crianças em idade pré-escolar

As crianças em idade pré-escolar são relativamente independentes à mesa e podem alimentar-se sozinhas. Os alimentos que podem ser facilmente mastigados são mais facilmente aceites. O corpo utiliza os alimentos de forma mais eficaz e os níveis de energia são mais consistentes quando as crianças se reabastecem a cada 2 a 4 horas. As crianças têm uma grande necessidade de energia e nutrientes, mas têm estômagos pequenos e não podem comer grandes porções de alimentos de uma só vez. Por esta razão, precisam de comer alimentos ricos em proteínas e outros nutrientes com frequência: pelo menos três vezes por dia, com 2-3 lanches durante o dia.

As crianças muito activas de ambos os sexos podem necessitar de um pouco mais de alimentos para satisfazer as suas necessidades energéticas do que as crianças menos activas. Crianças com necessidades especiais As condições de saúde, como o atraso mental de origem desconhecida, a paralisia cerebral, a síndrome de Down, o autismo infantil e a distrofia muscular, têm implicações significativas na saúde oral e na higiene oral. A doença das gengivas é frequentemente observada em crianças com síndrome de Down. Problemas de mastigação e deglutição ocorrem em todas estas condições, exceto na síndrome de Down. São comuns as dificuldades de sucção, deglutição, capacidade de comer à colher com alimentos semi-sólidos ou sólidos, desenvolvimento da mastigação e alimentação autónoma. O impulso da língua associado a muitas destas condições resulta num desperdício significativo de alimentos e pode comprometer o estado nutricional.[42]

Os problemas dentários podem tornar-se exagerados nestas crianças devido à dificuldade em manter uma boa higiene oral, aos hábitos e padrões alimentares únicos da criança e à influência dos medicamentos prescritos. Estes problemas incluem cáries dentárias e problemas periodontais.

Crianças em idade escolar

Estes anos de meia infância resultam de um crescimento e desenvolvimento precoces; são criadas reservas para o crescimento rápido da adolescência. O apetite é geralmente bom. A imposição de um período de tempo específico para comer pode evitar que a criança adquira o hábito de comer demasiado depressa. A falta de apetite pode ser causada por stress, como trabalhos escolares e dificuldades emocionais. Esta faixa etária também marca geralmente a esfoliação de todos ou da maioria dos dentes decíduos e a erupção da maioria dos dentes permanentes. Este facto é significativo, uma vez que a aplicação de flúor tópico (profissional ou auto-aplicado) se torna agora tão eficaz como a administração sistémica de flúor.

Adolescentes

O período da adolescência é uma altura de crescimento muito rápido e de grande necessidade de nutrientes e energia. O período de crescimento rápido começa aos 10 ou 11 anos para as raparigas e aos 12 ou 13 anos para os rapazes e continua durante cerca de 2,5 anos. Os adolescentes necessitam de consumos elevados de calorias, vitaminas e minerais, especialmente ferro, cálcio, vitaminas A, C e D. Durante este período, os rapazes e as raparigas começam a atingir a puberdade (ganhando caraterísticas sexuais para amadurecerem e se tornarem homens e mulheres) e as necessidades nutricionais começam a ser diferentes, embora uma boa nutrição seja essencial para que ambos os sexos se tornem adultos saudáveis.[43]

Durante a adolescência, ocorrem importantes mudanças biológicas, sociais, psicológicas e cognitivas.

Muitas práticas alimentares dos adolescentes colocam-nos em risco de desenvolver doenças crónicas mais tarde na vida. O crescimento lento da infância acelera com a pubescência até atingir o ritmo da primeira infância. O crescimento dos ossos longos, a maturação sexual secundária e a deposição de gordura e músculo criam uma maior necessidade de nutrientes. A necessidade de cálcio, vitamina D e ferro é de particular importância. Uma ingestão diária de 1300 mg de cálcio, para além do exercício físico durante a adolescência, promove a retenção de cálcio e a densidade mineral óssea[28]. Considera-se que a construção de uma boa massa óssea durante a adolescência é a melhor forma de prevenir a osteoporose na velhice. A deficiência de vitamina D é prevalente nas adolescentes do sexo feminino As raparigas adolescentes precisam de comer bem para o seu próprio desenvolvimento imediato e para a futura maternidade. Precisam especialmente de comer alimentos ricos em ferro para satisfazer as suas necessidades muito elevadas de ferro devido ao rápido crescimento e à perda de sangue. Os rapazes adolescentes amadurecem de forma diferente das raparigas e podem necessitar de mais calorias e alimentos proteicos, tais como carne, peixe, aves, ovos, produtos lácteos, frutos secos e leguminosas.

A maioria dos adolescentes está stressada devido a mudanças contínuas. A presença de stress pode diminuir a utilização de vários nutrientes, em particular a vitamina C e o cálcio. A Academia Americana de Pediatria (AAP) emitiu uma declaração política encorajando a restrição da venda de refrigerantes nas escolas para prevenir problemas de saúde resultantes do consumo excessivo. A AAP alerta para os seguintes potenciais problemas de saúde devido ao elevado consumo de bebidas açucaradas.

1. Excesso de peso atribuível à ingestão adicional de calorias;
2. Deslocação do consumo de leite, resultando em deficiência de cálcio com um risco concomitante de osteoporose e fracturas; e
3. Cáries dentárias e potencial erosão do esmalte.

Dieta Láctea

A modificação da dieta de pacientes pediátricos de alto risco de cárie pode ajudar a reduzir a incidência de cárie dentária. A eficácia da modificação da dieta depende da personalização da dieta de acordo com as necessidades do indivíduo. Existem várias ferramentas disponíveis para avaliar a dieta de um indivíduo. Os diários alimentares são normalmente utilizados como instrumento de monitorização e avaliação da dieta. Um diário alimentar é um registo de todos os alimentos e bebidas consumidos durante um período específico.

Se a criança for pequena, a mãe costuma completar o registo alimentar em casa, anotando os alimentos depois de serem ingeridos. O paciente é instruído a ser o mais exato possível na determinação das quantidades e a registar em pormenor tudo o que come ou bebe durante ou entre as refeições, o tamanho da dose em medidas caseiras, a adição de açúcares, leite, xaropes, a tudo o que é consumido.

Diário de dieta de cinco dias

Pede-se aos pais que mantenham um registo das bebidas e dos alimentos consumidos durante cinco dias consecutivos. Devem registar o horário, a quantidade e o tipo de alimentos consumidos. Deve registar o horário, a quantidade e o tipo de alimentos consumidos. Pede-se aos pais que incluam um dia do fim de semana para uma melhor avaliação.

Diet workbook

Date: ***Name:***

What are dental caries?

The plaque that forms on your teeth every day contains bacteria (germs).

These bacteria change the sugar in your food into acid.

Sugar (in food) + Bacteria (germs) = Acid

These acids begin the breakdown of the tooth .... dental caries.

Tooth with plaque | Beginning dental caries | Advanced dental caries

Note: Sticky foods that are sweet are much worse than liquid sweet foods. The longer the sugar is on the tooth, the more acid is made by the bacteria. Very bad: candy, cookies, chocolate-covered ice cream, cake, pie, jam. Not so bad: plain ice cream, pudding, jell-O, soft drinks.

How many circles are on your food diary? ______________

There are 20 minutes of acid forming on your teeth for each circle ....

____ × 20 – _____ minutes (or _____ hours)

What foods can you eliminate to reduce the number of circles?

How many servings are you having from the four food groups?

	Now having	*Should have*	*Difference*
Milk group			
Milk—fluid whole evaporated, skim, dry, buttermilk	3	2–3 or more servings	OK
Cheese—American, natural, cottage			
Meat group			
Beef, veal, pork, lamb, poultry, fish, eggs, dry peas and beans, peanuts	$1^4/_5$	2 or more servings	–1/5
Vegetable-fruit group include a source of:			
Vitamin C (citrus fruits, green pepper, cantaloupe, strawberries)	3	4 or more servings	–1
Vitamin A (dark green or deep yellow vegetables)			
Read-cereal group			
Whole gain, enriched or restored. Includes rice, pasta, crackers, and rolls	4	4 or more servings	OK

Food group	*Day 1*	*Day 2*	*Day 3*	*Day 4*	*Day 5*	*Calculate*	*Average (per day) intake*
Milk	√√√	√√	√√√√	√√√√	√√	15/5 = 3	3
Meat	√√	√	√√√	√√	√	9/5 = $1^4/_5$	$1^4/_5$
Fruit-vegetable	√√√	√√√√√	√√	√√√	√√	15/5 = 3	3
Bread-cereal	√√√√√	√√√√	√√	√√√√√	√√√√	20/5 = 4	4

Diet prescription

Continue eating:

Milk group

Bread-cereal group

Eat more of:

Meat group—eggs, cheeseburger, bologna, tuna fish

Vegetable-fruit group—apples, peaches, tomato juice, raw carrot

A suggested menu for you

Breakfast:

Orange juice

Cereal with fruit and milk

Lunch:

Bologna sandwich

Fruit

Milk

After school:

Juice

Crackers and cheese

Supper:

Meat, fish or poultry

Vegetables

Rice, milk

Jell-O

Before bed:

Toast with cream cheese

Milk

Snack suggestions

Raw vegetables:

Celery sticks	Lettuce wedges	Keep in water in refrigerator all ready to eat
Carrot sticks	Cucumber sticks	Fill celery stalk with cream cheese, meat or cheese spread or peanut butter
Cauliflower bits	Radishes	
Green pepper rings	Tomatoes	

Fruits:

Oranges	Melon	Have a plate of fruit chunks on toothpicks fixed in the refrigerator
Plums	Grapes	
Peaches	Apples	Add to milk and blenderize to make a fruit shake
Pears	Grapefruit	
Pineapple	Tangerines	
Strawberries		

Drinks: Milk, unsweetened fruit and vegetable juices, sugar-free carbonated beverages

Other snakes: Slices of—turkey, chicken, beef, bologna, salami or cheese, served by itself or as a sandwich, on bread or crackers

Unsweetened dry cereal, with milk, nuts, chips, popcorn pretzels

Cheese cookies:

1 Jar sharp cheese	1 cup plus 1 Tbsp. flour	Mix all ingredients and form dough into roll as for icebox cookies. Chill several hours. Slice and bake at 400° for 6–8 minutes.
1 Stick margarine	½ cup chopped nuts	

Popsicles: Put unsweetened juices (or mix yogurt or buttermilk with juices) into popsicle molds and freeze

Sample food diary.

O papel do dentista no aconselhamento dietético

"Mais vale prevenir do que remediar, um grama de prevenção vale um quilo de cura", esta abordagem é igualmente aplicável à cárie dentária.

A ingestão de alimentos pode alterar o ambiente oral e afetar diretamente a saúde oral, tanto por mecanismos sistémicos como locais. Aqui, o papel da dieta é manter a saúde oral e as deficiências ou excessos nutricionais são apenas uma das causas de defeitos no desenvolvimento dos dentes. Por conseguinte, os hábitos alimentares são muito pessoais, pelo que o aconselhamento dietético deve ser personalizado.

O principal objetivo do aconselhamento dietético em saúde oral é a prevenção da cárie. Se a prevenção é de facto o objetivo, então a avaliação da dieta e as recomendações preventivas devem começar numa idade precoce, antes dos sinais visíveis do processo carioso. O aconselhamento dietético tem como objetivo ajudar os pais a alterar o seu comportamento alimentar e o dos seus filhos, de modo a que escolham dietas com snacks pouco ou nada cariogénicos, limitem os alimentos doces às refeições e procedam à escovagem dos dentes após a exposição ao açúcar.

As recomendações dietéticas devem ser realistas e basear-se sempre no comportamento alimentar atual da família. É inútil prescrever mudanças que o doente não pode ou não quer implementar.

Para conseguir uma dieta realista de acordo com a idade, é importante e inteligente utilizar alimentos que contenham açúcar nas refeições principais e modificar a frequência da ingestão de alimentos, os hábitos alimentares, a composição dos alimentos e as medidas de higiene oral adequadas. Por vezes, pode ser necessário um compromisso. É melhor passar de uma dieta muito para uma menos cariogénica do que não obter nada.

Deve ser recomendado aos indivíduos que reduzam a frequência com que consomem alimentos que contêm açúcares livres para quatro vezes por dia, limitando assim a quantidade de açúcares livres consumidos. Nos países onde a pasta de dentes com flúor está disponível/acessível, os indivíduos devem ser encorajados a escovar os dentes com pasta de dentes com flúor duas vezes por dia.

Modificar a dieta normal e os hábitos alimentares para melhorar o estado da saúde oral não é assim tão fácil. A cárie dentária está relacionada com a dieta, o que cria algumas dificuldades para a maioria da população. Uma dieta nutricional correta pode desempenhar um papel importante na boa saúde oral. É importante que exista um nível máximo recomendado para o consumo de açúcares livres, porque quando o consumo de açúcares livres por uma população é elevado, os níveis de cárie dentária são elevados.

Para prevenir esta situação, o papel dos dentistas é muito importante para educar, sensibilizar, motivar e aconselhar as pessoas sobre uma dieta adequada, hábitos alimentares e também devem ser tomados cuidados individualizados para pessoas propensas ao risco. A educação para a saúde oral deve ser promovida juntamente com outras formas de educação para a saúde e os conselhos dietéticos e nutricionais para a saúde oral devem ser integrados nos conselhos para a saúde geral.

Lanche Sensato

O ato de petiscar é um importante comportamento alimentar relacionado com o equilíbrio energético nas crianças. As crianças pequenas têm, proporcionalmente, as maiores necessidades nutricionais e energéticas de qualquer fase da vida, pelo que comer frequentemente, incluindo lanches entre as refeições, é típico, facilmente reforçado e evita défices nutricionais agudos que, de outra forma, poderiam limitar o desenvolvimento físico e psicológico. A forte influência do comportamento alimentar dos pais e das práticas alimentares na dieta das crianças está bem estabelecida. Para ajudar as pessoas a petiscarem de forma mais saudável, de acordo com as suas intenções, há uma necessidade urgente de compreender melhor a forma como as pessoas percepcionam o "snack ideal", que pode eventualmente ser utilizado para tornar os snacks saudáveis mais atractivos: 'snacks saudáveis': frutos secos, pão integral, iogurte, frutas, legumes; 'snacks não saudáveis': bolos, bolachas, snacks salgados, chocolate, doces, tartes e pizza.

Snack Food Category	Recommended Frequency of Consumption
sweets/candies/chocolate	Never to 1 or less times per week
biscuits/cookies/cakes/muffins	Never to 'on certain occasions'
crisps and other similar salty snacks	Never to 'on certain occasions'
fruit and vegetables	3–4 times to 5 or more times per day
pizza, cheese pies/meat pies	'On certain occasions' to '1 or less times per week'
milk (plain)	1–2 to 3–4 times per day
Yogurt (plain)	1–2 to 3–4 times per day
milk (flavoured)	Never to 1 or less times per week
yogurt (flavoured)	Never to 1 or less times per week

Substitutos do açúcar

A cárie dentária tem continuado a ser a principal doença oral no passado, bem como no cenário atual. Os açúcares cariogénicos na presença de bactérias específicas *Streptococcus mutans* ao longo de um período de tempo têm sido atribuídos como o principal agente etiológico da cárie dentária. A associação entre o consumo de açúcar e a cárie dentária tem sido bem documentada.

Um edulcorante é um aditivo alimentar que imita o efeito do açúcar no paladar. Por isso, são chamados de substitutos do açúcar.

Para ser um edulcorante aceitável de utilidade comercial, uma substância deve:

1. Ter um poder adoçante suficiente.
2. Não têm um travo desagradável.
3. Ser não cancerígeno e não mutagénico.
4. Ser razoavelmente económico.
5. Ser termoestável (ou seja, resistir às temperaturas de cozedura).
6. Têm poucas ou nenhumas calorias.

Os edulcorantes, que conferem aos alimentos um sabor doce, são classificados em edulcorantes à base de hidratos de carbono (calóricos) e edulcorantes sem hidratos de carbono (não calóricos).

Os edulcorantes calóricos são também designados por edulcorantes nutritivos/em massa e incluem o açúcar e os álcoois de açúcar. Os álcoois de açúcar são o eritritol, o sorbitol, o manitol, o xilitol, o maltitol, o lactitol e o xarope de amido redutor.

Os edulcorantes não calóricos são também designados por edulcorantes não nutritivos que não têm valor calórico e não são fermentados por microrganismos da cavidade oral. Os edulcorantes não calóricos são geralmente muito mais doces do que a sacarose e podem, por conseguinte, ser utilizados em quantidades mais pequenas. Os edulcorantes de alta intensidade são não-calóricos e não-acidogénicos. Por exemplo, o aspartame, a sacarina, o acessulfame.

Os edulcorantes aprovados pela Food and Drug Administration (FDA) dos Estados Unidos são apenas o aspartame, o acessulfame de potássio, a sacarina, a sucralose e o neotame. Além disso, a estévia, um edulcorante natural feito a partir de extractos de uma planta, foi aprovada para uma utilização limitada.

Acredita-se que a utilização de substitutos da sacarose nos doces contribuiu em parte para o declínio da prevalência de cáries dentárias nos países industrializados.

Os efeitos anticariogénicos dos substitutos do açúcar incluem:

1. Inibição da síntese de glucano insolúvel a partir da sacarose por Streptococci mutans (MS).

2. A diminuição dos números de EM na saliva total e na placa bacteriana.

3. Aumento da capacidade tampão e do pH da placa dentária

4. Interferência na desmineralização do esmalte e aumento da remineralização do esmalte.

Etapas do aconselhamento dietético

Um pré-requisito básico para a realização de mudanças na dieta é o conselho de que o paciente e o conselheiro têm a responsabilidade de fazer a mudança. O conselheiro deve explicar francamente a necessidade de cooperação total e de um esforço sincero por parte do paciente para modificar a dieta, e o paciente deve concordar.

Os requisitos mínimos para um serviço de aconselhamento dietético bem sucedido incluem o envolvimento ativo do doente no planeamento, implementação e avaliação da dieta antes e depois do aconselhamento e a insistência numa série de visitas de acompanhamento para adaptar a dieta às necessidades e gostos do doente e para evitar, se possível, os desgostos sem prejudicar o estado de saúde dentária e oral.

Um simples rastreio inicial que mostre uma ingestão alimentar típica de 24 horas pode revelar possíveis inadequações alimentares, excessos, ou ambos, que podem exercer uma influência negativa na saúde dentária de um indivíduo - uma potencial dieta cariogénica.

O aconselhamento dietético envolve dar conselhos sobre a seleção de alimentos com base nas razões do indivíduo para gostar ou não gostar de certos alimentos. O aconselhamento requer a obtenção de informações sobre o porquê, onde, quando e que alimentos específicos (por exemplo, doces) são consumidos, com que frequência e que sentimentos são experimentados.[36]

Seleção de doentes:

As pessoas que necessitam de aconselhamento também devem querer informações sobre o seu potencial problema de cárie dentária e devem estar dispostas a melhorar as actuais selecções alimentares indesejáveis e os hábitos alimentares. Os potenciais candidatos a aconselhamento devem dar grande prioridade à medicina dentária preventiva e devem estar dispostos a fazer esforços a longo prazo para manter a sua dentição natural em bom estado de saúde durante toda a vida.

Para além de uma atitude positiva, os potenciais candidatos a aconselhamento devem ter uma necessidade demonstrável de melhorar a dieta, com base no seu regime alimentar atual. O Dental Health Diet Score é um dispositivo de rastreio para atingir este objetivo. Trata-se de um procedimento de pontuação simples que pode revelar potenciais problemas alimentares susceptíveis de afetar negativamente a saúde dentária de um paciente.

Essencialmente, a Pontuação da Dieta para a Saúde Dentária dá pontos ganhos como resultado de uma ingestão adequada de alimentos de cada um dos grupos alimentares, mais pontos pela ingestão de alimentos especialmente recomendados por serem as melhores fontes dos dez nutrientes essenciais para alcançar e manter a saúde dentária. A esta soma, são subtraídos pontos pela ingestão frequente de alimentos excessivamente doces - cuja doçura é derivada da adição de açúcar refinado ou de açúcares naturais concentrados. A diferença é a pontuação da dieta de saúde dentária.

Uma pontuação de 60 a 100 é aceitável, e o aconselhamento dietético não é normalmente efectuado, a menos que o doente o solicite. Se a pontuação for igual ou inferior a 56, o aconselhamento dietético é indicado e recomendado como parte de um serviço abrangente de medicina dentária preventiva para os doentes.

Instruções para calcular a pontuação de uma dieta de saúde dentária:

Passo 1: Para determinar a ingestão média diária, faça uma lista de tudo o que come e bebe num dia de semana normal, incluindo os lanches. Registe a hora a que a refeição ou os lanches foram consumidos, a quantidade ingerida (em medidas domésticas), a forma como os alimentos foram preparados e o número de colheres de chá de açúcar adicionado.

Etapa 2: Circule os alimentos da lista que foram adoçados com açúcar adicionado ou que são doces naturais concentrados (mel, passas, figos, etc.). Classifique os alimentos não circulados ou os pratos mistos num ou mais dos grupos alimentares adequados.

Para cada porção destes alimentos listados na tabela de ingestão alimentar, coloque uma marca de verificação no bloco do grupo alimentar apropriado.

Somar o número de controlos e multiplicar pelo número indicado. O número máximo de pontos de crédito para os grupos do leite e da carne é de 24 cada e para os grupos dos frutos, legumes e cereais é de 24 cada.

Some os pontos. A soma é a pontuação do grupo alimentar (96 é a pontuação mais elevada).

Average Daily Intake
LIST ALL THE FOODS THAT YOU EAT ON ONE ORDINARY WEEKDAY, INCLUDING SNACKS.
Example:

Lunch (12:00 Noon)	4 oz tomato juice 1 chicken (3 oz) sandwich on rye bread 1 slice of chocolate cake with fudge icing 1 cup of coffee with 1 tsp of sugar
P.M. Snack (2:00 P.M.) (3:00 P.M.)	1 breath mint 1 piece of sugarless gum

BREAKFAST
(Time:)

A.M. SNACK
(Time:)

LUNCH
(Time:)

P.M. SNACK
(Time:)

DINNER
(Time:)

ANY OTHER SNACKS
(Time:)

Dental Health Diet Score: 24-hour intake diary.

Etapa 3: Quantos dos alimentos listados contêm um ou mais dos dez nutrientes essenciais para a saúde oral e dentária? Na Tabela de Avaliação de Nutrientes estão listados os alimentos que são boas fontes dos nutrientes essenciais para uma boa saúde em geral e para a saúde oral dentária em particular.

Em cada uma das oito colunas de alimentos, assinale aquele ou aqueles que foram consumidos neste dia de semana habitual. Se um alimento for assinalado, faça um círculo com o número 7 ao lado do nutriente que encabeça esta coluna . O mesmo alimento, como os brócolos, pode ser encontrado em várias colunas. Além disso, na coluna mais de
um alimento pode ser assinalado. Independentemente do número de alimentos assinalados na coluna, são atribuídos apenas sete pontos por nutriente (56 é uma pontuação perfeita).

Adicione os números assinalados com um círculo para obter a pontuação dos nutrientes.

Passo 4: Faça uma lista dos doces e dos alimentos açucarados e da frequência com que são consumidos num dia normal.

Classificar cada doce na categoria líquida, sólida e pegajosa ou de dissolução lenta.

Marque a coluna da frequência para cada item, desde que sejam consumidos com pelo menos 20 minutos de intervalo.

Adicionar o número de controlos. Se os rebuçados forem líquidos, multiplique por 5; se forem sólidos, multiplique por 10; se forem de dissolução lenta, multiplique por 15.

Escreva os produtos na coluna Pontos e totalize-os. Esta é a Pontuação Doce.

Pontuação dos quatro grupos alimentares

Veja o que comeu e circule os alimentos com calorias vazias (adoçados com açúcar, gorduras saturadas e bebidas alcoólicas).

- Separe os alimentos em grupos alimentares adequados.
- Deixar de lado os alimentos doces ou açucarados (exceto a fruta fresca e os sumos)
- Assinalar com um visto (D) cada dose
- Some o número de cheques, multiplique pelo número fornecido e anote os pontos.

  Se a pontuação total de um grupo de alimentos for superior à pontuação mais elevada possível, registe em a pontuação mais elevada possível.

Passo 5: Agora junta tudo. Transfira a Pontuação dos 4 Grupos de Alimentos e a Pontuação dos Doces para a página de Totalização das Pontuações. Se a Pontuação dos 4 Grupos de Alimentos for pouco ou nada adequada e/ou a Pontuação dos Doces estiver na zona de "Cuidado", está indicado o aconselhamento nutricional.

Pontuação dos doces

Utilizando a recordação alimentar de um dia de semana normal

- Classificar cada doce em líquido, sólido e pegajoso ou de dissolução lenta.
- Para cada vez que um doce foi consumido, quer no final de uma refeição, quer entre refeições (com um intervalo mínimo de 20 minutos), assinale com um visto a coluna da frequência.
- Em cada grupo, some o número de doces comidos e multiplique-o pelo número indicado. Escreve o número de pontos.

  Somar todos os pontos para obter a pontuação total.

Técnicas de comunicação:

A comunicação é um instrumento básico na prática da medicina dentária preventiva. Pode criar motivação para a mudança. A comunicação é o dar e receber informação; envolve os conhecimentos, pensamentos e opiniões do conselheiro e do paciente. Devido ao facto de não ser um serviço realizado no bloco operatório, alguns dentistas e higienistas dentários têm sido relutantes em prestar o serviço numa base de remuneração por tempo. Esta atitude é incorrecta, irrealista e deve ser alterada. Espera-se que os dentistas, por serem médicos, ensinem, aconselhem e aconselhem os pacientes. A palavra médico significa professor. Deriva do verbo latino *docere,* que significa ensinar.

Tanto o dentista como o higienista dentário, em virtude da sua educação e formação, devem reconhecer que prestam um serviço vital de saúde dentária quando aconselham os doentes sobre dieta e nutrição, bem como sobre outros procedimentos de cuidados dentários preventivos ao domicílio. O aconselhamento dietético é um importante serviço preventivo e de apoio. Uma vez que uma dieta incorrecta e uma nutrição inadequada podem ser factores etiológicos importantes nos problemas de saúde oral dentária, é necessário que o dentista ou o higienista dentário dêem aconselhamento dietético quando indicado. Assim, a prevenção de futuros problemas orais dentários relacionados com factores dietéticos contribui para os efeitos benéficos duradouros da terapia restauradora ou periodontal ou de ambas.[37]

Totalização das pontuações

4 Pontuação do grupo alimentar :

72 - 96 - Excelente

64 - 72 - Adequado

56 - 64 - Apenas adequado*

56 ou menos - Não adequado*

Pontuação doce :

5 ou menos - Excelente

10 - Bom

15 ou mais - zona "Cuidado

- Se a sua pontuação é pouco ou nada adequada, precisa de aconselhamento nutricional (talvez do seu dentista ou nutricionista).
- Se a sua pontuação doce estiver na zona de "Cuidado", o seu dentista irá falar consigo sobre as melhorias que pode fazer.[38]

Existem três regras para conseguir uma comunicação eficaz com um doente:

1. Durante uma entrevista cara a cara, manter o contacto visual com o doente é um dispositivo persuasivo e poderoso para motivar a mudança de comportamento.
2. As comunicações podem ser verbais e não verbais. As palavras transmitem informações. O tom de voz, a expressão facial e os gestos do entrevistador transmitem sinceridade, entusiasmo e empatia. Estas acções não-verbais podem ter influência na ajuda ao doente para mudar o seu comportamento.
3. A mensagem deve ser adaptada às necessidades e ao nível de compreensão do doente. É mais provável que a personalização da mensagem resulte numa mudança sustentada de comportamento.

Para comunicar com um doente, é utilizada uma combinação de entrevista, ensino, aconselhamento e motivação.

Entrevistas :[39]

Objectivos:

O objetivo de uma entrevista é obter informações e prestar ajuda. O primeiro e principal objetivo da entrevista é compreender (1) o problema, (2) os factores que contribuem para ele e (3) a personalidade do doente.

Porque é que um profissional de saúde dentária deve obter informações sobre a ingestão e os hábitos alimentares e dietéticos dos pacientes?

Em primeiro lugar, a entrevista dietética pode servir como um valioso auxiliar de diagnóstico. A seleção de alimentos e os hábitos alimentares podem afetar a saúde dentária ou geral de uma pessoa, ou ambas. A avaliação do estado alimentar de um indivíduo pode fornecer uma pista para potenciais dificuldades. Por exemplo, a ingestão diária de muitos alimentos doces durante um longo período de tempo, em detrimento de alimentos nutritivos, resultará provavelmente em lesões cariosas clinicamente detectáveis no prazo de 6 a 18 meses, para além de uma saúde geral deficiente[40].

Em segundo lugar, o conhecimento da rotina diária de uma pessoa é importante para adaptar a dieta preventiva da cárie ao estilo de vida de um indivíduo. Esta adaptação pode ajudar o doente a aderir à nova dieta prescrita, a base para atingir os objectivos de saúde e as recompensas do aconselhamento dietético.

Em terceiro lugar, muitos contributos práticos para a investigação poderiam ser dados se fosse possível recolher sistematicamente dados de avaliações nutricionais para correlacionar problemas dentários, periodontais ou da mucosa oral com factores como hábitos alimentares, ingestão de alimentos, factores de condicionamento físico e estatuto socioeconómico, entre outros.

Ambiente físico: A privacidade e um ambiente confortável e descontraído são importantes. A entrevista não deve ter lugar no consultório dentário, por uma boa razão: trata-se de um ambiente ameaçador que pode gerar medo e retração. Em vez disso, deve ter lugar numa sala de aconselhamento separada que contenha uma pequena mesa de conferência, algumas cadeiras, um quadro negro e recursos visuais. A discussão dos hábitos alimentares é um assunto pessoal. Assim, a utilização de uma sala de aconselhamento privada indica que respeita os sentimentos do doente. Além disso, é pouco provável que haja distracções e interrupções. É provável que o doente fale mais livremente e, como resultado, o entrevistador poderá dar melhores conselhos.[41]

O ENTREVISTADOR DE DIETA:

Uma boa entrevista dietética requer perícia, tempo e alguns conhecimentos básicos da ciência e da prática da nutrição, incluindo familiaridade com as formas como os hábitos alimentares são formados e os factores que afectam esses hábitos. O entrevistador deve também ter alguma formação e informação actualizada em medicina oral e patologia oral, particularmente em cariologia e periodontologia. As pessoas mais susceptíveis de possuir esta dupla formação são os dentistas e os higienistas dentários. Certamente, os nutricionistas podem qualificar-se facilmente com algum trabalho de curso adicional sobre a natureza da cárie dentária e da doença periodontal e sobre a medicina dentária preventiva. [42]

Idealmente, como autoridade profissional, o dentista deveria ser o entrevistador da dieta, mas é provável que não possa dedicar tempo suficiente a esta fase dos serviços preventivos. Por conseguinte, os serviços clínicos de nutrição dentária serão provavelmente confiados a um higienista dentário ou a um nutricionista. Em todo o caso, o dentista é o profissional responsável que deve reforçar os conselhos dados pelo higienista dentário ou pelo nutricionista nas consultas de controlo.

Ensinar e aprender:

A educação do paciente é mais do que simplesmente dar informações; requer a apresentação de informações com impacto suficiente para estimular a ação do aluno. Podem ser utilizados vários materiais didácticos, incluindo folhetos sobre nutrição e saúde dentária, que podem ser adquiridos a baixo custo. Três das melhores fontes disponíveis destes materiais são: a Associação Dentária Americana, o Conselho Nacional de Lacticínios e o Centro de Nutrição Humana do Departamento de Agricultura dos EUA (USDA).

As ajudas visuais incluem modelos de dentes em marfim que representam cáries dentárias ou doenças periodontais e modelos de alimentos em plástico ou borracha para ajudar o doente a visualizar o que está a ensinar. O National Dairy Council tem modelos de alimentos em cartão em tamanho real que podem ser usados para mostrar como planear refeições equilibradas e variadas. Além disso, devem estar disponíveis amostras de diferentes tipos de recipientes para alimentos, para que se possa explicar a rotulagem nutricional e a lista de ingredientes. Nas nossas mãos, o melhor material didático tem sido um quadro com giz ou um bloco de papel e lápis para desenhar esboços ou diagramas. Explicar enquanto se desenha e rotula as partes de um dente, por exemplo, prende sempre o interesse do doente.

Mesmo com estes vários auxiliares disponíveis, o ensino não será eficaz se a informação não for apresentada em pequenos incrementos. Se o doente não compreender a explicação, esta deve ser repetida. O nível seguinte não deve ser tentado até que o nível anterior seja totalmente compreendido.

A utilização de analogias com experiências do quotidiano pode ajudar a explicar factos biológicos numa linguagem simples. Quanto mais o doente estiver envolvido no processo educativo, maior será o grau de aprendizagem. As pessoas aprendem menos bem ouvindo; aprendem melhor quando também podem ver; e aprendem melhor fazendo, porque estão totalmente envolvidas. Sempre que o doente participa na avaliação da sua dieta e redige a sua própria prescrição dietética com a orientação do conselheiro, o resultado será uma aprendizagem óptima e a adesão ao novo regime.

Aconselhamento:

As abordagens de aconselhamento podem ser diretivas ou não diretivas. No aconselhamento diretivo, o papel do paciente é passivo e as decisões são tomadas pelo conselheiro em nome do paciente. No aconselhamento não-diretivo, o papel do conselheiro é apenas o de ajudar o doente a clarificar e a compreender a sua própria situação e a fornecer orientação para que o doente possa tomar a sua própria decisão final quanto ao tipo de ação a tomar. Recomenda-se a abordagem de aconselhamento não-diretiva.

ORIENTAÇÕES PARA O ACONSELHAMENTO:

Um pré-requisito para um aconselhamento nutricional bem sucedido é uma declaração realista e honesta de que o paciente, e não o conselheiro, tem a responsabilidade de fazer mudanças na seleção de alimentos e nos hábitos alimentares. O doente deve aceitar a responsabilidade pelas modificações alimentares.

As orientações para o aconselhamento são as seguintes

1. *Recolher informações* - Dados de identificação pessoal, gostos e desgostos, e a perceção do doente quanto à(s) causa(s) do problema.
2. *Avaliar e interpretar as informações* - adequação relativa da dieta, hábitos alimentares e factores ambientais ou sistémicos indirectos que contribuem para o problema alimentar - para encontrar as razões do problema dentário do paciente.
3. *Desenvolver e implementar um plano de ação* - é prescrita ao doente uma dieta que consiste essencialmente em modificações graduais e qualitativas da dieta, utilizando trocas alimentares aceitáveis. Ser realista quanto aos tipos e quantidades de alterações efectuadas inicialmente. A tabela de frequência alimentar pode ajudar a determinar as alterações a efetuar.
4. Procurar *a participação ativa* da família do doente em todos os aspectos da mudança de dieta. Sempre que possível, incluí-los na sessão de aconselhamento.
5. *Acompanhamento* para avaliar os progressos efectuados. Os principais objectivos desta sessão são esclarecer os problemas encontrados no cumprimento da prescrição da dieta e reforçar e encorajar a realização e manutenção das mudanças. Marcar visitas para controlos periódicos.

MOTIVAÇÃO: [43]

A motivação estimula ou é um incentivo à ação. Para modificar a dieta de um doente, o clínico só pode ver e encorajar a motivação do próprio doente. No entanto, a atitude positiva e a convicção do conselheiro quanto à necessidade e eficácia do aconselhamento nutricional podem estimular o doente a iniciar um padrão alimentar melhorado.

De acordo com *Garn,* os factores básicos que motivam as pessoas são a auto-preservação, o reconhecimento, o amor e o dinheiro. A ordem de importância varia de um indivíduo para outro, mas todos os quatro factores influenciam os desejos de cada pessoa. Se os médicos puderem ajudar os doentes a compreender que uma boca e dentes saudáveis e um sorriso bonito podem ajudá-los a atingir um ou mais destes quatro objectivos, os doentes estarão inclinados a adotar uma dieta que promova uma melhor saúde oral.

MOTIVAR OS PACIENTES A MODIFICAR OS SEUS HÁBITOS ALIMENTARES:

Uma pessoa passa por quatro fases preliminares de decisão ao mudar um padrão alimentar - consciência, interesse, envolvimento e ação. A quinta fase envolve a formação de um novo hábito.

1. *A consciencialização* é o reconhecimento da existência de um problema, mas sem a vontade de o resolver.
2. *O interesse* é um maior grau de consciência, mas ainda sem inclinação para agir.
3. *O envolvimento* é um interesse e uma intenção definida de agir.
4. *A ação* é uma atuação experimental.
5. *O hábito* é o compromisso de realizar esta ação regularmente durante um período de tempo prolongado.

Se utilizarmos como exemplo o abandono de doces duros para evitar a cárie dentária, as etapas podem ser ilustradas da seguinte forma;

1. *Consciencialização* - Os rebuçados duros produzem ácido, o que pode provocar a deterioração dos meus dentes.
2. *Interesse* - Talvez devesse deixar de comer rebuçados; não quero ter mais dentes sensíveis ou doridos.

3. *Envolvimento* - Vou mesmo deixar de comer rebuçados.
4. *Ação* - Deixei de comer rebuçados e passei a mascar pastilhas elásticas sem açúcar para evitar a sensação de secura na boca.
5. *Hábito* - Há seis meses que não como um rebuçado.

Embora não exista uma forma segura de motivar todos os doentes a alterar os seus hábitos alimentares, temos tido algum sucesso;

1. Ajudar os pacientes a compreender a origem dos seus problemas dentários
2. Ajudar os doentes a compreender porque é que rejeitaram determinados alimentos.
3. Permitir que os pacientes prescrevam a sua própria dieta de redução da cárie dentária, que podem seguir sem dificuldade.

Apelando à razão do doente e explicando-lhe as consequências indesejáveis sem autoajuda e as consequências desejáveis com ela, é possível ajudar o doente a modificar os seus hábitos alimentares.

Os clínicos que nunca aconselharam os doentes são os que dizem que os hábitos alimentares são impossíveis de modificar. No entanto, os hábitos alimentares têm sido alterados e os profissionais de saúde que já aconselharam estão confiantes de que, na maioria dos casos, podem ajudar os doentes a fazer modificações comportamentais. É gratificante para o conselheiro dietético quando um doente diz: "Porque é que ninguém teve tempo para me dar este conselho sobre os meus hábitos alimentares antes? Não me parece assim tão difícil fazer algumas mudanças".

Aconselhamento dietético na cárie dentária

Pode ser formulado um programa de nutrição racional para a prevenção da cárie dentária, baseado nos efeitos de vários nutrientes e práticas alimentares na produção ou inibição da cárie dentária, juntamente com alguns princípios dietéticos básicos.

O princípio fundamental que se aplica a todas as dietas de apoio é o facto de serem simplesmente ligeiras modificações de um padrão alimentar normal ou adequado. Uma dieta normal é aquela que fornece todos os nutrientes essenciais para uma boa saúde, utilizando uma variedade de alimentos do Guia Alimentar Diário da USDA. Uma combinação de alimentos de cada um dos grupos alimentares, nas quantidades recomendadas, satisfará quase completamente, com exceção das calorias, as doses diárias recomendadas de todos os nutrientes essenciais. Para além disso, se um alimento de cada um dos grupos alimentares para os quais as porções são recomendadas for consumido em cada refeição, a dieta não só será adequada, como também será equilibrada. A importância de uma refeição equilibrada reside no facto de a nutrição do organismo humano ser mais eficaz quando existe uma interação de nutrientes complementares na mesma refeição. Por exemplo, a proteína do pão é mais eficazmente utilizada pelo organismo se for acompanhada de leite ou carne.

Por conseguinte, devem ser adoptadas estas quatro regras quando se fazem modificações na dieta:[44]

1. Manter a adequação nutricional global, respeitando o Guia Alimentar Diário do USDA, pelo menos no que respeita ao número recomendado de porções de cada um dos grupos de alimentos.
2. A dieta prescrita deve variar o menos possível do padrão alimentar normal.
3. A alimentação deve satisfazer as necessidades do organismo em nutrientes essenciais

de forma tão generosa quanto o estado de doença o permita.

4. A dieta prescrita deve ter em consideração e adaptar-se aos gostos e aversões do doente, aos seus hábitos alimentares e a outros factores ambientais, desde que não interfiram com os objectivos. As modificações da dieta são efectuadas no que diz respeito à frequência da alimentação; aumento quantitativo, diminuição ou eliminação de um ou mais nutrientes; ou alteração da consistência física dos alimentos.

Estes princípios gerais podem ser aplicados à prevenção ou ao controlo das cáries da seguinte forma:

• Limitar o número de períodos de alimentação a três refeições regulares por dia, sublinhando a necessidade de evitar os lanches entre as refeições.

• Aumente a ingestão de alimentos protectores, como legumes e frutas, leite e queijo, carne, peixe e leguminosas, que são ricos em minerais, vitaminas e proteínas.

• Diminuir a quantidade total de hidratos de carbono para que não forneçam mais de 50% nem menos de 30% das calorias.

• Idealmente, o melhor é afastar o doente do sabor dos doces. O próximo passo é restringir o consumo de alimentos que contenham açúcar às refeições.[45] A eliminação completa de doces pegajosos e concentrados, tais como rebuçados, bolos, pastelaria e frutos secos, especialmente entre as refeições, é um requisito. O profissional de saúde dentária deve direcionar os esforços preventivos para, pelo menos, minimizar a ingestão de açúcar, se a eliminação do açúcar não for viável.[46]

• Recomendar o uso liberal de alimentos detergentes firmes (limpeza dos dentes), como frutas e vegetais crus, para que haja alguma limpeza oral e estimulação do fluxo salivar. Estes e outros lanches nutritivos devem ser recomendados como alternativas adequadas aos alimentos ricos em açúcar, pegajosos e retidos.[47]

• Recomendar que se beba e cozinhe com água fluoretada ou a ingestão de suplementos de flúor se o paciente viver numa área não fluoretada, desde o nascimento até aos 13 anos de idade; recomendar também a utilização de um dentífrico e de um elixir bucal com flúor.[48]

Uma vez que existe uma tendência para limitar a ingestão de hidratos de carbono ao dar conselhos dietéticos para a prevenção e controlo da cárie, é aconselhável ter em atenção alguns dos problemas que podem surgir da restrição excessivamente zelosa da ingestão de hidratos de carbono.

O Conselho de Alimentação e Nutrição do Conselho Nacional de Investigação recomenda que um adulto normal ingira cerca de 500 calorias (125 g) por dia de hidratos de carbono para satisfazer as necessidades biológicas do organismo.

Algumas das funções importantes dos hidratos de carbono, para além de fornecerem uma fonte de energia barata e facilmente disponível, são a conservação da água e dos electrólitos e a reserva de proteínas para a construção do corpo.

Além disso, se não houver hidratos de carbono suficientes na dieta, o organismo não será capaz de oxidar eficazmente a gordura num dos seus produtos finais, o dióxido de carbono, o que pode causar uma acumulação de cetonas e ácidos orgânicos, uma condição conhecida como acidose ou cetose.

PROCEDIMENTO DE ACONSELHAMENTO DIETÉTICO PASSO A PASSO PARA CÁRIES

PREVENÇÃO

Passo 1: elogiar o paciente. É importante começar um processo de aconselhamento com uma nota positiva. Os doentes não gostam de ser criticados logo no início. Uma vez que a tabela de avaliação alimentar irá provavelmente mostrar que as doses recomendadas foram cumpridas em pelo menos um ou dois grupos de alimentos, um bom ponto de partida é elogiar o doente por este facto e apelar à continuação desta boa prática.

Passo 2: Permitir que o doente sugira melhorias e escreva a sua própria receita de dieta. Consulte novamente a tabela de avaliação. Pode ser facilmente visto (e pode até ser comentado pelo paciente) que a ingestão de apenas dois ou três grupos de alimentos é insuficiente. Para melhorar, devem ser feitas na AI recomendações positivas para aumentar as quantidades para os níveis recomendados, de modo a alcançar uma dieta adequada. Existe uma grande variedade de alimentos em cada grupo alimentar, e é raro que os gostos alimentares do doente não possam ser satisfeitos através de uma substituição criteriosa. Para conseguir uma dieta equilibrada, é útil selecionar uma variedade de alimentos. De facto, incluir uma variedade de alimentos é o melhor meio prático de consumir uma dieta nutritiva.

Não só a adequação da dieta total deve ser melhorada, como também o equilíbrio de nutrientes de cada refeição provavelmente precisa de ser melhorado. Uma dieta equilibrada é aquela em que um alimento de cada um dos grupos alimentares para os quais são sugeridas porções recomendadas está presente em cada refeição. Uma alimentação equilibrada fornece, numa só refeição, todos os nutrientes necessários para o funcionamento ótimo da máquina humana. Este tipo de mistura alimentar permite uma utilização mais eficaz dos nutrientes.

FOOD GROUP	PORTION SIZE CONSIDERED ONE SERVING	1ST DAY	2ND DAY	3RD DAY	4TH DAY	5TH DAY	AVER.	SUGGESTED DAILY AMOUNTS: CHILD	ADOLESCENT: SMALL FRAME	ADOLESCENT: MED. FRAME	ADOLESCENT: LARGE FRAME	ADULT	DIFF.
FRUITS and VEGETABLES (including citrus fruits, dark green and deep yellow vegetables)	½ c. cooked 1 medium raw ½ medium grapefruit or cantaloupe 6 oz. (¾ c.) fruit juice							4 or > serv.	4-5 serv.	5-6 serv.	6 or > serv.	4 or > serv.	
BREADS and CEREALS (enriched or whole grain)	1 slice bread ¾ c. dry cereal ½ c. cooked cereal, rice, noodles, macaroni							4 or > serv.	4-5 serv.	5-6 serv.	6-8 serv.	4 or > serv.	
MILK (milk & cheese)	8 oz. (1 cup) milk 1½ oz. Cheddar cheese 1⅓ slices American cheese 1⅓ c. cottage cheese							3-4 serv.	2-3 serv.	3-4 serv.	4-5 serv.	2 serv.	
MEAT (meat, fish, poultry, nuts, dry beans)	2-3 oz. lean cooked meat, fish, or poultry 2 eggs 4 T peanut butter 1 c. cooked dry beans or lentils							2 or > serv. (2-3 oz. each)	2 serv. (3-4 oz. each)	2 serv. (4-5 oz. each)	2 serv. (5-6 oz. each)	2 or > serv. (3-4 oz. each)	
FATS, SWEETS ALCOHOL	No serving sizes defined												

Diet evaluation score sheet based on five food groups. Instructions: For each food item, place a mark (𝍸) in the appropriate block.

Etapa 3: Permitir que o doente elimine da sua dieta os alimentos formadores de placa e açucarados. Ao reexaminar a tabela de ingestão de doces, o doente registará o total geral do número de exposições a doces, o tipo de doces mais frequentemente consumidos e a frequência com que foram ingeridos. Uma vez que a forma dos doces e a frequência do seu uso são os dois factores mais prementes na produção de cáries, deve ser enfatizado que não pode haver absolutamente nenhum compromisso no que diz respeito à eliminação da dieta de doces que tendem a ser retidos na boca.

Passo 4: Permitir que o paciente selecione substitutos para os snacks que não promovam a placa bacteriana. Se petiscar é um hábito de longa data, perceba que é inútil e irrealista esperar o abandono total e imediato do hábito de petiscar entre as refeições. As alternativas aceitáveis incluem frutas cruas, vegetais crus, queijo cheddar ou nozes. A disponibilização de substitutos adequados e não cariogénicos para os snacks é uma das principais razões para o sucesso deste aconselhamento. No entanto, se o doente for constantemente lembrado de que o aumento da ingestão total de alimentos em cada refeição irá satisfazer o apetite e a fome, é possível que o número de lanches entre as refeições acabe por ser reduzido.[49]

Passo 5: Permitir que o doente selecione as ementas. Começando com a ementa existente como núcleo, encoraje o doente a examinar cada refeição e a fazer eliminações, substituições ou adições com as quais possa viver confortavelmente. A regra é melhorar a qualidade, e não a quantidade dos alimentos, para que a aceitação seja mais provável. Por exemplo, se o doente está habituado a comer donuts e café adoçado com açúcar, sugira como substituto café adoçado com um adoçante artificial (ou sem qualquer adoçante) e queques ou torradas. Não proponha um pequeno-almoço de cinco pratos e espere cooperação se, durante anos, o doente só comeu um ou dois alimentos ao pequeno-almoço. A melhoria gradual é um objetivo mais realista do que uma mudança drástica. A evolução, e não a revolução, deve ser o objetivo desta prescrição dietética.

O mesmo procedimento, sugerindo uma mudança gradual, é utilizado para os menus de almoço. Se o almoço do doente tem sido uma sanduíche de geleia e café, não prescrever sopa de legumes, caçarola de atum, salada, pão e manteiga, leite e fruta. Sugira apenas que, em vez de geleia, o atum ou uma carne de almoço seja o recheio da sanduíche, inclua leite como bebida (ou talvez café ou chá sem açúcar), mais algumas tiras de cenoura como alimento final. Que esta seja a primeira mudança. Nas semanas seguintes, é possível aumentar gradualmente a quantidade e a variedade.[50]

O doente deve também comprometer-se com a frequência dos lanches entre as refeições e com o seu conteúdo. Alguns lanches ajudarão a proporcionar uma dieta variada e interessante. A utilização destas alternativas para variar a ementa é a chave para motivar a cooperação do doente.

Comparar a nova dieta com a antiga:

Incentivar o doente a avaliar a adequação da nova dieta, auto-prescrita, e também a anotar nela o número, a forma e a frequência de doces concentrados e alimentos ricos em açúcar com um sabor excessivamente doce. Normalmente, o doente compara a nova dieta com a antiga com uma sensação de satisfação pelo facto de as substituições terem sido feitas tão facilmente. O doente fica agradavelmente surpreendido e grato ao conselheiro por ter sido tão fácil conceber uma dieta alternativa facilmente aceitável e menos cariogénica.

Reforço através de uma reavaliação de acompanhamento:

Marcar uma consulta de seguimento para 2 semanas mais tarde. Pede-se ao paciente que preencha um segundo diário alimentar de 5 dias da mesma forma que o primeiro, imediatamente antes do regresso.

Avaliar o novo diário alimentar e comparar os resultados com o plano original para verificar se as recomendações foram seguidas. Discuta as interpretações incorrectas, os mal-entendidos e os problemas que surgiram durante este período. Se necessário, recomenda-se a alteração das ementas.[51]

As ideias erradas dos doentes sobre a composição dos alimentos podem, por vezes, ser surpreendentes. Por exemplo, uma doente com elevada suscetibilidade à cárie mencionou que tinha tido prisão de ventre e que, em vez de usar um laxante, tinha andado a mordiscar "alguns frutos secos naturais que não contêm açúcar refinado". Infelizmente, a doente não se tinha apercebido de que os açúcares naturais dos frutos secos são tão cariogénicos como o açúcar refinado e os produtos à base de açúcar. Foi-lhe aconselhado que aumentasse o seu volume com alimentos de farelo e celulose e que eliminasse os frutos secos.

O reforço contínuo dos conselhos dietéticos é tão importante como a revisão contínua das práticas de escovagem dos dentes e de utilização do fio dental. As medidas preventivas de autoajuda devem ser discutidas em cada consulta dentária. A repetição, o esclarecimento e o encorajamento são as chaves para o sucesso na manutenção a longo prazo da nova dieta, aceitável, menos cariogénica e mais nutritiva.[52]

Aconselhamento dietético nas doenças periodontais

É geralmente reconhecido que a gengivite e a periodontite são o resultado de uma acumulação de placa bacteriana supra e subgengival ou de cálculo, ou de ambos. No entanto, a extensão e a intensidade do processo inflamatório gengival são diretamente afectadas tanto pelo número como pela virulência das bactérias da placa dentária em torno das margens supra e subgengivais dos dentes; é indiretamente afetada sistemicamente pela relativa resistência inata dos tecidos periodontais à infeção. O profissional de saúde dentária tem, portanto, a responsabilidade não só de remover a placa gengival local e os irritantes do cálculo através de destartarização, polimento, alisamento radicular e curetagem, acompanhados por um programa diário meticuloso de controlo da placa bacteriana em casa (por exemplo, escovagem completa dos dentes e uso de fio dental), mas também de ajudar o paciente a aumentar a resistência sistémica dos tecidos periodontais através de aconselhamento nutricional.[53]

Este último processo inclui a avaliação do regime alimentar, a determinação das razões para a seleção de alimentos e a prescrição de um regime alimentar que tenha como base uma ingestão alimentar adequada e equilibrada.

A alimentação e a nutrição podem afetar a doença periodontal a três níveis [54]

1. Contribuição para o crescimento microbiano na fenda gengival
2. Afetar a resposta imunológica aos antigénios bacterianos
3. Ajudar na reparação do tecido conjuntivo no local após lesão por placa bacteriana, cálculo, etc.

O crescimento microbiano na fenda gengival é potenciado pela degradação dos alimentos retidos dentro e à volta dos dentes.[55] É possível que estas bactérias produzam enzimas líticas que contribuem para a degradação das estruturas periodontais.

Durante um estado de desnutrição proteica, por exemplo, a atividade dos fagócitos (células que ingerem bactérias) no sistema imunitário do paciente pode ser prejudicada e outras respostas imunitárias podem ser defeituosas.[56] Assim, uma nutrição proteica adequada é importante para reduzir a gravidade das infecções da doença periodontal. Os mecanismos de reparação e defesa do paciente podem ser comprometidos não só por deficiências nutricionais marginais em proteínas, mas também por deficiências em vitaminas como o ácido ascórbico, o ácido fólico e a vitamina A ou em minerais como o ferro, o zinco e o cálcio.[57] As deficiências nutricionais podem assim contribuir para a doença periodontal, interferindo com (1) a integridade da barreira epitelial gengival, (2) os processos de reparação dos tecidos e (3) os mecanismos de resistência do organismo.

CONTROLO DIETÉTICO DA GENGIVITE ULCERATIVA NECROSANTE AGUDA (GNU)

A gengivite ulcerativa necrosante aguda (infeção de Vincent) é uma infeção bacteriana aguda da gengiva que se inicia normalmente a nível local como resultado de uma má higiene oral e/ou periocoronite do terceiro molar sobreposta a uma diminuição generalizada da resistência sistémica à infeção.

História

As queixas gerais associadas à ANUG são uma boca muito dorida, com gengivas que sangram facilmente e extremamente dolorosas, um mau gosto e mau hálito, acompanhados por um mal-estar generalizado e febre. Regra geral, a ingestão de alimentos é mínima devido à falta de apetite e à incapacidade de morder ou mastigar. Normalmente, a dieta é grosseiramente inadequada e consiste em alimentos com poucas calorias e ricos em açúcar, como refrigerantes, bolos, pastelaria e doces.

É necessária uma história dos hábitos gerais e de higiene oral do doente, da sua rotina diária, do seu estatuto socioeconómico e dos seus gostos e aversões alimentares para compreender as razões das escolhas alimentares e das práticas dietéticas. Este historial mostra a razão da dieta e serve de guia para recomendar uma dieta personalizada que o doente possa seguir de forma realista.

Rastreio dietético

Um método inicial simples para avaliar a adequação da dieta é utilizar o Dental Health Diet Score. Este método separa os alimentos desejáveis com elevada densidade nutricional dos alimentos leves com calorias vazias. Qualquer doente com uma pontuação inferior a 64 na Pontuação do Grupo Alimentar deve receber aconselhamento nutricional. Se a Pontuação Doce for igual ou superior a 15, o dentista deve recomendar alternativas mais saudáveis a partir da tabela de frequência alimentar, que também pode ser utilizada para avaliar os alimentos indesejáveis na dieta para a saúde periodontal.

Prescrição dietética

A prescrição dietética deve incluir

(1) Um padrão alimentar diário;

(2) Plano de refeições; e

(3) Menus sugeridos.

PADRÃO ALIMENTAR DIÁRIO (QUALITATIVO E QUANTITATIVO)

Para ingerir a dose mínima recomendada dos quatro grupos de alimentos ricos em nutrientes - 4 porções de frutas e legumes, 4 porções de pães e cereais, 3 porções de leite e 2 porções de proteínas animais ou vegetais - devem ser privilegiados os alimentos que são boas fontes de proteínas, cálcio, vitaminas A e C, folacina, ferro e zinco.

FREQUÊNCIA DAS REFEIÇÕES

O doente deve cumprir os requisitos de ingestão alimentar diária comendo seis a oito pequenas refeições em vez das três habituais. Apenas um ou dois alimentos precisam de ser ingeridos em cada refeição, mas deve ser selecionada uma variedade suficientemente grande de alimentos para que a experiência alimentar seja agradável e satisfaça a dose diária recomendada de cada grupo alimentar, que, como já foi referido, é de 4 porções de vegetais-frutas, 4 de pão-cereais, 3 de leite-queijo e 2 de carne, aves, peixe ou feijão.

PLANO DE MENU

As ementas devem ser planeadas de modo a que a consistência geral da dieta seja líquida ou mole. Os alimentos picantes ou de sabor acentuado são omitidos durante o período agudo. Os alimentos devem ser escolhidos de acordo com o gosto individual do doente e o seu orçamento alimentar. Para variar, sugerem-se algumas das seguintes trocas de alimentos em cada grupo alimentar:

Grupo dos frutos e legumes. Podem ser utilizados frutos e legumes em puré e liquefeitos por um misturador. Os frutos coados podem ser utilizados com leite como bebida, e os legumes coados podem ser cozinhados com leite, manteiga e outros condimentos como sopa.

Grupo do pão-cereais. Papas coadas (cereais finos e cozidos).

Grupo do leite e do queijo. Pode ser utilizado leite sob todas as formas. Para uma nutrição extra, podem ser adicionados sólidos de leite magro ao leite normal. Adicione 2 colheres de sopa de sólidos de leite a cada copo de 8 onças de leite gordo. O gelado suave e simples também é calmante. Recomenda-se a utilização de batidos de leite e leites maltados. Se desejar, pode adicionar natas ao leite.

Grupo das carnes, aves, peixe e feijão. Os ovos podem ser consumidos sob a forma de gemada ou de creme de ovos cozido. Recomenda-se o consumo de canja de galinha, sopa de ervilhas, caldo de carne ou sopa de peixe.[58]

ACONSELHAMENTO NUTRICIONAL PARA UM PACIENTE COM DOENÇA PERIODONTAL CRÓNICA

Com base no nosso conhecimento recente das relações entre nutrição e saúde periodontal discutidas em secções anteriores, é evidente que a manutenção da saúde periodontal pode ser ajudada em parte por um bom aconselhamento nutricional, especialmente para aqueles que têm uma má seleção de alimentos e hábitos alimentares.

Segue-se um procedimento de consultório passo a passo para dar orientação nutricional personalizada a um doente com periodontite crónica.

Passo 1: Determinar a pontuação da dieta de saúde dentária e II necessário,

Demonstrar o método para manter um diário de ingestão alimentar Como forma de justificar a necessidade de aconselhamento nutricional e estimular o interesse do doente em melhorar a sua dieta, o Dental Health Diet Score é mais útil como procedimento preliminar e rápido para determinar se a dieta atual do doente é satisfatória (64 ou superior). Se a pontuação do paciente for inferior a 64, deve ser efectuada uma avaliação nutricional detalhada e um serviço de aconselhamento nutricional. Deve pedir-se ao doente que indique a ingestão habitual de alimentos durante 5 dias consecutivos, incluindo um fim de semana. Todas as refeições e lanches entre as refeições devem ser registados. As quantidades e a preparação dos alimentos e a ordem pela qual são ingeridos devem ser pormenorizadas.

É aconselhável que o dentista ou o higienista dentário demonstre como o diário deve ser mantido, registando, por exemplo, a ingestão de alimentos do doente nas 24 horas anteriores.

Passo 2: Explicar a relação entre nutrição e periodontia Para que o paciente compreenda a razão deste serviço de orientação nutricional, deve ser dada uma explicação sobre o papel dos alimentos e da dieta adequados na promoção da saúde periodontal. Os pacientes tendem a ser mais cooperativos se for explicada a natureza do problema e a razão para melhorar o seu padrão alimentar. A conversa pode ser feita da seguinte forma: "Porque a sua pontuação nutricional de saúde dentária de 24 horas foi inferior ao desejável,

Analisaremos a sua ingestão alimentar de 5 dias para ver se é adequada em alimentos que são boas fontes de nutrientes que sabemos que podem ajudar a combater as infecções e a fortalecer os tecidos periodontais.

"Os principais factores responsáveis pelo início do seu problema gengival são os irritantes locais, nomeadamente a placa dentária e o cálculo. A placa dentária é uma acumulação de bactérias e outras células que aderem umas às outras e produzem uma película sobre a superfície dos dentes. A placa dentária não é um resíduo alimentar. Quando os minerais da saliva se misturam com a placa, forma-se o cálculo, ou tártaro. Por sua vez, este provoca irritação e infeção das gengivas.

"Se comer menos alimentos ricos em açúcar, ou melhor ainda, se tentar evitá-los, a sua dieta tenderá a ser mais rica em alimentos nutritivos mais desejáveis.[59]

"Para diminuir a possibilidade de inflamação, não só devemos eliminar os irritantes das gengivas, como também devemos fortalecer os tecidos de suporte dos dentes do ponto de vista nutricional para os tornar resistentes à infeção. Isto pode ser feito através da ingestão de quantidades recomendadas de nutrientes essenciais para uma saúde periodontal óptima. Por exemplo, a "pele" exterior da gengiva pode tornar-se mais resistente à infeção através de quantidades adequadas de vitamina A; esta última encontra-se nos vegetais verdes e amarelos. O ligamento do tecido conjuntivo que une o dente ao osso pode ser reforçado pela vitamina C encontrada nas laranjas, toranjas e outros citrinos. Os ossos fortes requerem quantidades adequadas de cálcio, fósforo e vitamina D, presentes no leite e nos queijos duros. Todos estes tecidos são nutridos pelo sangue; por isso recomendamos alimentos ricos em ferro, como o fígado, carnes vermelhas e cereais enriquecidos com . A folacina, uma vitamina presente nos vegetais de folha verde, contribui para a formação de novas células, e o zinco presente na carne e no marisco ajuda a acelerar a reparação dos tecidos.[60]

Assim, gostaríamos que melhorasse a sua dieta, reduzindo a ingestão de açúcar, substituindo os doces e outros alimentos com poucas calorias por alimentos nutritivos, firmes e fibrosos que estimulem e fortaleçam os tecidos periodontais, e selecionando uma dieta equilibrada, variada e adequada para fornecer todos os nutrientes essenciais e apoiar a saúde geral, em geral, e a saúde das estruturas de suporte dos dentes, em particular. "

Etapa 3: Avaliar o estado nutricional

Queixa principal: Registar o problema do doente com uma marca na coluna adequada ou, se necessário, escrever a queixa.

Historial médico: Perguntar se o doente teve ou tem atualmente algum problema de saúde (listado em História clínica) que possa influenciar a seleção ou assimilação dos alimentos.

Historial social e dietético. Para prescrever uma dieta que o doente possa cumprir com facilidade, é necessário conhecer a sua rotina diária, os seus gostos e aversões alimentares, as suas compras, a sua preparação e os seus hábitos alimentares. O doente deve começar por descrever uma rotina diária típica, desde o momento em que se levanta de manhã até ao momento em que se retira à noite. Esta informação irá fornecer uma visão do padrão alimentar do doente e ajudará a sugerir uma modificação da dieta que pode ser adaptada ao estilo de vida do doente.

Avaliação da dieta: Adequação e consistência física. Para determinar a adequação e a consistência física da dieta, é utilizada uma tabela de avaliação da ingestão de alimentos, na qual todos os alimentos são classificados nos quatro grupos alimentares. Atribua uma marca de verificação a cada porção dos alimentos não circulados no bloco do grupo alimentar apropriado. Some o número de porções de cada grupo e divida o total por três; registe a ingestão média diária na coluna Média.

Subtraia a ingestão média diária real da ingestão diária recomendada. Se a diferença for igual ou superior à ingestão recomendada, escreva OK na coluna Diferença. Se a diferença for inferior à quantidade recomendada, registe-a como uma quantidade negativa (-1, - 2, etc.).

Resumir esta informação em Avaliação da dieta

Utilize a Tabela de Frequência Alimentar para determinar a frequência (frequentemente, às vezes ou nunca) com que o doente ingere fontes alimentares ricas em nutrientes que são especialmente úteis no alívio da doença periodontal.

Examinar os sinais clínicos de malnutrição. Observar se existem manifestações clínicas ou orais de desnutrição, tais como palidez, pele seca, excesso de peso, peso a menos, petéquias cutâneas (pequenas hemorragias), queilose ou glossite Diagnóstico. A partir das queixas, dos antecedentes médicos e alimentares e dos achados clínicos, pode ser feito um diagnóstico nutricional que inclua os factores nutricionais primários e secundários.

Passo 4: Prescrever uma dieta

CONSIDERAÇÕES GERAIS

1. Factores sistémicos: Com base na história, particularmente na história clínica, deve ser possível determinar a possibilidade de qualquer fator sistémico que possa interferir com a utilização dos nutrientes. Se se suspeitar de um problema sistémico, o paciente deve ser encaminhado para o seu médico para um exame mais detalhado e aconselhamento médico.

2. Razões para os hábitos alimentares: Ao prescrever uma dieta, tenha em conta os factores comportamentais ou as pistas e estímulos ambientais (porquê, quando, onde, com quem) que determinam os hábitos alimentares e os padrões de alimentação. Se a dieta tiver em conta estes factores, será individualizada, garantindo um doente mais cooperante e uma maior probabilidade de sucesso. Em suma, as mudanças radicais na dieta devem ser evitadas inicialmente. As modificações que o doente está disposto a fazer podem contribuir para uma melhoria bem sucedida da dieta.

3. Prescrição do paciente: A prescrição específica da dieta deve ser preenchida pelo paciente com a orientação do conselheiro nutricional, como foi feito na figura. De certa forma, isto representa um acordo de que a dieta prescrita pode ser seguida.[60]

PROCEDIMENTO

1. Melhorar a adequação da dieta: O doente deve ser capaz de determinar prontamente os grupos de alimentos que se revelaram deficientes a partir da avaliação da dieta. O número de alimentos em cada grupo alimentar deve ser aumentado para, pelo menos, as quantidades recomendadas. (Os dois grupos alimentares mais frequentemente deficientes são os grupos do leite e dos vegetais e frutos).

O doente regista os grupos de alimentos que devem ser adicionados à sua ingestão diária para melhorar a qualidade da dieta e, em seguida, decide os tipos e as quantidades de alimentos de cada um dos 4 grupos de alimentos para cada uma das três refeições.

2. Enfatizar os alimentos que são particularmente benéficos para os tecidos periodontais Uma vez que a função do periodonto é única, certos nutrientes - proteínas, vitamina C, vitamina A, ácido fólico, cálcio, ferro e zinco - precisam de ser enfatizados para aumentar a resistência do tecido periodontal à infeção e acelerar a sua reparação.

Pede-se ao doente que risque os alimentos de cada categoria de nutrientes de que não gosta. Os restantes alimentos são realçados e recomendados.

3. Incentivar a eliminação de doces formadores de placa bacteriana e a substituição por alimentos fibrosos. Até agora, a orientação nutricional abordou os factores nutricionais endógenos (internos ou sistémicos) na saúde periodontal. O próximo passo trata dos efeitos exógenos (externos ou locais) da composição (doces) e consistência ou textura (firmeza e retenção) dos alimentos na gengiva.

Em vez de doces, pode ser sugerida qualquer fruta ou vegetal cru. Os frutos incluem: maçãs cruas, cerejas, toranjas, uvas, melões, laranjas, pêras, ananás e tangerinas. Se possível, os vegetais crus - cenouras, couve-flor, aipo, pepinos, saladas e salada de repolho - devem ser consumidos em quantidades liberais durante a última parte da refeição. Os vegetais crus, como as tiras de cenoura ou de aipo, podem ser utilizados como snacks entre as refeições.[61]

4. Permitir que o doente prescreva as refeições: O planeamento das refeições consiste em traduzir os grupos alimentares em vários alimentos e combinações de alimentos que são apropriados para cada refeição. Usando o padrão de dieta habitual do paciente como ponto de referência, deixe que o paciente substitua os alimentos de que gosta e que satisfaçam o objetivo nutricional, que é uma dieta variada, equilibrada, adequada e com baixa formação de placa bacteriana, que também pode proporcionar estímulo físico aos tecidos periodontais.

O doente deve também lembrar-se de limitar o número de refeições ligeiras entre as refeições, especialmente se não for possível escovar os dentes, usar fio dental e irrigação oral imediatamente após a refeição.

Deixe que o doente se comprometa com o número de refeições ligeiras entre as refeições e com o que estas incluirão.

Etapa 5: Acompanhamento

Tal como os procedimentos de higiene oral dos cuidados domiciliários devem ser constantemente reforçados e verificada a sua proficiência, também a dieta prescrita ao doente deve ser revista periodicamente.

Obviamente, o melhor método de avaliação não é perguntar ao doente: "Como está a correr a sua dieta?", porque a resposta será normalmente "OK" ou "Bastante bem", mesmo que não esteja. Para avaliar o sucesso do aconselhamento dietético, peça ao doente para manter um segundo diário alimentar de 5 dias para reavaliação. As histórias verbais de consumo alimentar baseadas na memória nunca são tão precisas como os registos escritos.[62]

Depois de o doente ter completado o segundo diário alimentar, este pode ser avaliado quanto à adequação dos nutrientes do ponto de vista da saúde periodontal. Uma comparação da segunda avaliação da dieta com a primeira mostrará o progresso que o paciente fez. Se existirem problemas, estes podem ser esclarecidos nesta altura. Motivar os pacientes elogiando repetidamente os pontos positivos da sua dieta e descrevendo os benefícios de uma boa dieta. Mas, em última análise, a prática de uma boa alimentação, tal como a do controlo da placa bacteriana, depende da motivação e da perseverança do doente.

Conclusão

Dada a rapidez com que os regimes alimentares e os estilos de vida tradicionais estão a mudar em muitos países em desenvolvimento, não é surpreendente que a insegurança alimentar e a subnutrição persistam. A urbanização crescente também terá consequências para os padrões alimentares e os estilos de vida dos indivíduos, nem todas positivas. As mudanças nos regimes alimentares e nos padrões de trabalho e de lazer - frequentemente designadas por "transição nutricional" - já estão a contribuir para os factores causais subjacentes às doenças não transmissíveis, mesmo nos países mais pobres. Além disso, o ritmo destas mudanças parece estar a acelerar, especialmente nos países de baixo e médio rendimento.

As alterações alimentares que caracterizam a "transição nutricional" incluem alterações quantitativas e qualitativas no regime alimentar e na nutrição. Devido a estas alterações nos padrões alimentares e de estilo de vida, a obesidade, a diabetes mellitus, as doenças cardiovasculares (DCV), a hipertensão e os acidentes vasculares cerebrais, bem como alguns tipos de cancro, estão a tornar-se causas cada vez mais importantes de incapacidade e de morte prematura, tanto nos países em desenvolvimento como nos países recentemente desenvolvidos, o que representa um encargo adicional para os orçamentos nacionais de saúde já sobrecarregados.

Existe uma relação de interdependência entre a nutrição e a saúde dos tecidos orais. A subnutrição pode provocar uma saúde oral deficiente e uma saúde oral deficiente pode, indiretamente, provocar subnutrição. Para quebrar este círculo vicioso, é necessário adotar bons hábitos alimentares.

A orientação dietética aqui defendida pode melhorar a saúde geral e a saúde dentária. O aconselhamento dietético personalizado, juntamente com outras medidas de prevenção da cárie, deverá reduzir significativamente a recorrência da cárie. A ingestão diária de uma seleção equilibrada e variada de alimentos dos grupos alimentares, evitando os doces que ficam retidos junto ao esmalte dentário, e a interrupção dos lanches entre as refeições são os elementos básicos para se conseguir uma dieta que produza poucas cáries. Para obter a máxima aceitação e cooperação do doente com a prescrição da dieta, é necessário determinar e gerir as razões da dieta original e adequar a nova dieta à rotina diária e ao estilo de vida do doente. A objetividade, a personalização da dieta e o tempo despendido no aconselhamento são recompensados tanto financeiramente como pela satisfação de realizar um serviço útil de cuidados de saúde e de medicina dentária preventiva.

Existem várias oportunidades para novas acções globais e nacionais, incluindo o reforço da interação e das parcerias, abordagens legislativas e fiscais regulamentares e mecanismos de responsabilização mais rigorosos. Os parâmetros gerais para um diálogo com as indústrias alimentares são: menos gorduras saturadas, mais frutas e legumes; rotulagem eficaz dos alimentos; e incentivos à comercialização e produção de produtos mais saudáveis. Ao trabalhar com parceiros da publicidade, dos meios de comunicação social e do entretenimento, é necessário sublinhar a importância de mensagens claras e inequívocas para as crianças e os jovens. Para concluir, a "literacia em saúde e nutrição" a nível mundial exige um grande aumento da atenção e dos recursos.

Referências

1. Nizel papas Nutrition in clinical dentistry, terceira edição.1989
2. Spark A. Dietary goals for the united states, 2ª edição. Washington, U.S. senate select committee on nutrition and human needs. DC: Senado dos EUA, 95º Congresso, 1ª sessão, dezembro de 1977.
3. R M Davis. U.S. Department of Health and Human Services: healthy people 2010: understanding and improving health. Washington DC: Gabinete de impressão do governo dos EUA, 2000.
4. Malai Holland C V. Associação Dietética Americana. Posição da Associação Dietética Americana: Providing nutrition services for infants, children, and adults with developmental disabilities and special health care needs (Prestação de serviços de nutrição a bebés, crianças e adultos com deficiências de desenvolvimento e necessidades especiais de cuidados de saúde). J Am Diet Assoc. 2004;104:97107.
5. Burt B. Academia Americana de Periodontologia. Documento de posição do relatório da Academia: Epidemiologia da doença periodontal. J Periodontol.2005;76:1406-1419
6. Ehrlich A, Ehrlich A B. Noções básicas de nutrição 18-46. Nutrição e Saúde Dentária 2ª Edição 2010.Delmar Publishers. 199
7. Park K. Nutrition and Health 563-620.Park's Textbook of Preventive and Social Medicine, 22ª Edição. Editora Bhanot 2013
8. Michael J G, Susan A. Lanham N, Aedin C, Hester H V. Introdução à Nutrição Humana 14-36. 1ª Edição, 2006.
9. Duyff, Roberta L. American Dietetic Association's Complete Food and Nutrition Guide, 2ª edição. John Wiley and Sons, Inc. 2002.

10. Baechle T R, Earle R.W. Essentials of Strength Training and Conditioning, page232-241.2ndEdition 2000.Human Kinetics publishers.

11. Pankaja Naik. Essentials of Biochemistry.1st Edition 2012.Jaypee Publishers. 200

12. Ghosh e A C, Goswami A, Pal S. Rudimentos de biologia. 1.ª edição, 2009. Editoras académicas.

13. Rosalind S G. Princípios de Avaliação Nutricional. 2ª Edição 2005. Oxford University Press.

14. Srilakshmi B. Nutrition Science.2nd Edition 2006. Editora New Age International

15. http://www.unicef.org/about/employ/index 71669.html

16. Ye Y, Wamukoya M, Ezeh A, Emina JB, Sankoh O. Sistemas de vigilância demográfica e de saúde: um passo em direção a um sistema completo de registo civil e de estatísticas vitais na África subsariana? BMC Public Health. 2012 Sep 5;12:741.119

17. Organização Mundial de Saúde, Estado Físico: The Use and Interpretation of Anthropometry. Relatório de um Comité de Peritos da OMS, Relatório Técnico Série Nº 854. Genebra: OMS; 1995.

18. Gauci C, Melillo Fenech T, Gilles H, O'Brien S, Stabile I, Calleja N, Ruggeri F, Cuschieri L, MamoJ. Vigilância Sentinela: uma opção para a vigilância das doenças infecciosas intestinais. Euro Surveill 2007;12(4);

19. Stanfield P. Abordagens auto-instrucionais 65-84. Nutrição e Dietoterapia: 5ª edição 2009. Shopping

20. 48. Margaret D S, Cowell C, Gilbride J A. Nutrition assessment - A comprehensive guide for Planning and Intervention (Avaliação nutricional - Um guia completo para o planeamento e a intervenção), 2ª edição, 1995, Aspen Publishers.

21. CoulstonA M, Rock C.L, Monsen E R. Nutrition in the Prevention and Treatment of Disease.1st Edition 2001. Academic Press, San Diego.

22. Dietary references intakes for energy, carbohydrates, fiber, fat, protein, and amino acids (macronutrients).Institute of Medicine (IOM) National academy of sciences. Washington, DC: National academy press, 2002. 120

23. Park K. Preventive Medicine in Obstetrics, Pediatrics, and Geriatrics 480-563, Park's Textbook of Preventive and Social Medicine.22ª Edição. Editora Bhanot 2013

24. OMS. Dieta, nutrição e prevenção de doenças crónicas. Relatório de um grupo de estudo da OMS. Genebra, Organização Mundial de Saúde, 1990 (WHO Technical Report Series, No. 797).

25. Depaola DP, Faine MP, Palmer CA. A nutrição em relação à medicina dentária. Nutrição moderna na saúde e na doença. 9ª edição 1999. Editora Filadélfia

26. Meurman JH, Jacket SJ, Qvarnstrom M, Nuutinen P. Infecções dentárias e marcadores inflamatórios séricos em pacientes com e sem doença cardíaca grave. Cirurgia Oral, Medicina Oral, Patologia Oral, Radiologia Oral. 2003

27. Trumbo P, Yates AA, Schlicker S, Poos M.Dietary reference for vitamin A, vitamin K, arsenic, boron, chromium, copper, iodine, iron, molybdenum, nickel, silicon, vanadium, and zinc. J Am Diet Assoc. 2001 Mar;101(3):294-301.

28. OMS. Preparação e utilização de diretrizes dietéticas baseadas em alimentos. Relatório de uma consulta conjunta FAO/OMS. Genebra, Organização Mundial de Saúde, 1996 (WHO Technical Report Series, No. 880).

29. OMS. Requirements of vitamin A, iron, folate, and vitamin B12.Report of a Joint FAO/WHO Expert Consultation. Roma, Organização das Nações Unidas para a Alimentação e a Agricultura, 1988 (FAO Food and Nutrition Series, No. 23)

30. Guo S, Dipietro. Factores que afectam a cicatrização de feridas. J Dent Research 2010; 89 (3): 219-229

31. Dietary reference for calcium, phosphorous, magnesium, vitamin D, and fluoride (Referência dietética para cálcio, fósforo, magnésio, vitamina D e flúor). Institute of Medicine (IOM), Food and Nutrition board Washington DC: National academy press, 1997.

32. OMS. Dieta, nutrição e prevenção de doenças crónicas. Relatório de um grupo de estudo da OMS. Genebra, Organização Mundial de Saúde, 1990 (WHO Technical Report Series, No. 797).121

33. Referência dietética para a vitamina C, a vitamina E, o selénio e os carotenóides. Instituto de Medicina (IOM), Comité de Alimentação e Nutrição. Washington DC: National academy press, 2001.

34. Bower C. Folate and Neural tube defects (Folato e defeitos do tubo neural). Nutrition Reviews;1995, 53(Suppl. 2): S33-S38.

35. Referência dietética para água, potássio, sódio, cloreto e sulfato. Instituto de Medicina (IOM), Comité de Alimentação e Nutrição. Washington DC: National academy press, 2004.

36. Referência dietética da OMS para cálcio, fósforo, magnésio, vitamina D e fluoreto. Washington DC: National academy press, 1997. Report of a WHO Study Group .Geneva, World Health Organization, 1990 (WHO Technical Report Series, No. 797).

37. Domell de M. Iron absorption in breast-fed infants: effects of age, iron status, iron supplements, and complementary foods. Am J Clin Nutr 2002 Jul; 76(1):198-205

38. Devaney B. Nutrient intake of infants and toddlers (ingestão de nutrientes por bebés

e crianças pequenas). J Am Diet Assoc 2004 Feb; 104(2):250-253

39. Barber LR, Wilkins EM. Prevenção, gestão e monitorização da cárie dentária com base em evidências. J Dent Hyg 2002 outono; 76(iv):270-275

40. Alvarez JO, Aguayo. Cárie precoce da infância e estado nutricional. Journal of Dental Research 1995;74,468

41. Van Riper CL, Wallace LS. American Dietetic Association (Associação Dietética Americana). Posição da Associação Dietética Americana: Providing nutrition services for people with developmental disabilities and special health care needs (Prestação de serviços de nutrição a pessoas com deficiências de desenvolvimento e necessidades especiais de cuidados de saúde). J Am Diet Assoc. 2010 Feb;110(2):296-307.

42. Lytle LA. Nutritional issues for adolescents (Questões nutricionais para adolescentes). J Am Diet Assoc. 2002 Mar;102(3 Suppl): S8-12.

43. Barbosa CS, Kato MT, Buzalaf MA. Efeito da suplementação de refrigerantes com extrato de chá verde no seu potencial erosivo contra a dentina. Aust Dent J. 2011 Sep;56(3):317-21

44. Burt, 8. A. Que recomendações devem os dentistas fazer aos seus pacientes relativamente ao efeito da dieta e da nutrição na sua saúde oral? Que tipo de dieta e padrões de consumo promovem uma melhor saúde oral e que tipos são menos consistentes com uma boa saúde oral? Em Jukush, J., ed.

45. Ismail. A. J.; Burt, B. A.; Elkund. S. A. The cariogenicity of soft drinks in the United States (A cariogenicidade dos refrigerantes nos Estados Unidos). J. Am. Dent. Assoc . 109:241, 1984.

46. Bibby, B. G.; Mundorg, S. A.; Ziro, D. T., et al. Oral food clearance and the pH of

plaque and saliva. J. Am. Dent. Assoc. 112:233, 1986.

47. Shaw, J. H. Causes and control of dental caries (Causas e controlo da cárie dentária). N. Engl. J. Med. 317:996, 1987.

48. Schachtele, C. F.; Harlander. S. K. Serão as dietas do futuro menos cariogénicas? J. Can. Dent. 50:213, 1984.

49. Edgar, W. M.; Bowen, W. H., et al. Effects of different eating patterns on dental caries in the rat. Caries Res. 16:384, 1982.

50. Schachtele, C. F.; Jensen, M. E.; Harlander, S. K .- et al. Colocação de produtos lácteos num sistema de classificação de alimentos. Baseado em mudanças no pH da placa dentária humana. J. Dairy Sci. 66<Suppl.): 65, 1983.

51. Palmer, C.; Rounds. M. Aconselhamento nutricional. Em Clinical Preventive Dentistry. Student Manual. Boston, Massachusetts. - Faculdade de Medicina Dentária da Universidade de Tufts, 1986.

52. Rogers. C. Terapia centrada no cliente. Cambridge. Massachusetts, The Riverside Press, 1965.

53. Garn, R. The Magic Power of Emotional Appeal, p. 49. Nova Iorque, Prentice-Hall, 1960.

54. Cassidy. R. J. Psychological factors in preventive dentistry [Factores psicológicos na medicina dentária preventiva]. Ala. J. Med. Sci. 3:358, 1968.

55. Jakush, J. Dieta, nutrição e saúde oral; uma abordagem racional para a prática dentária. J. Am. Dent. Assoc. 109:20, 1984.

56. Alfano, M. C. Controvérsias, perspectivas e implicações clínicas da nutrição na doença periodontal. Dent. Clin. North Am. 20:519, 1976.

57. Vogel, R. I.; Alvares, 0. F. Nutrição e doença periodontal. Em Pollack, R. L.; Kravitz,

E., eds. Nutrition in Oral Health and Disease, pp. 136-150. Philadelphia, Lea & Febiger, 1985.

58. Navia, J. M. Avanços e necessidades de investigação em nutrição na saúde e doença oral. Em Pollack, R. L.; Kravitz, E., eds. Nutrition in Oral Health and Disease, pp. 426-467. Philadelphia, Lea & Febiger, 1985.

59. Alfano, M. C. Effect of acute ascorbic acid deficiency on DNA content and permeability of guinea pig oral mucosa) epithelium. Arch. Oral Biol. 23:929, 1978.

60. Vogel, R. I.; Deasy, M. J. The effect of folic acid on experimentally produced gingivitis. J. Prevent. Dent. 5:30, 1978.

61. Mallek, H. Uma investigação do papel do ácido ascórbico e do ferro na etiologia da gengivite em humanos. Dissertação de doutoramento. Instituto de Tecnologia de Massachusetts, 1978.

62. O Rourke, J. T. The relation of the physical character of the diet to the health of the periodontal tissues (A relação entre o carácter físico da dieta e a saúde dos tecidos periodontais). Am. J. Orthod. Oral Surg. 33:687, 1947.

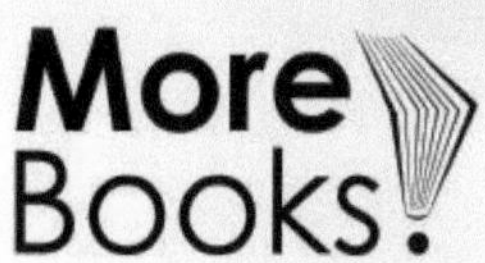

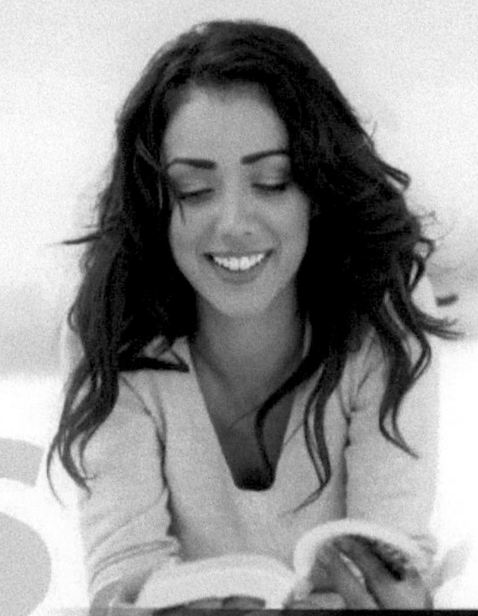

yes

I want morebooks!

Buy your books fast and straightforward online - at one of world's fastest growing online book stores! Environmentally sound due to Print-on-Demand technologies.

Buy your books online at

www.morebooks.shop

Compre os seus livros mais rápido e diretamente na internet, em uma das livrarias on-line com o maior crescimento no mundo! Produção que protege o meio ambiente através das tecnologias de impressão sob demanda.

Compre os seus livros on-line em

www.morebooks.shop

info@omniscriptum.com
www.omniscriptum.com

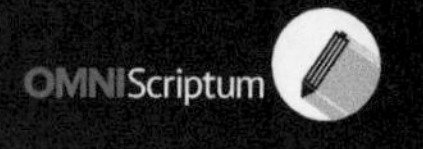

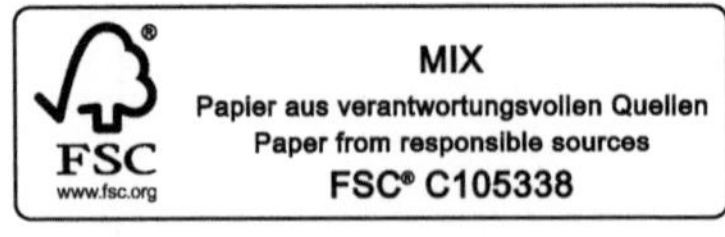

Printed by Books on Demand GmbH, Norderstedt / Germany